Thomas C. G. Bosch

Der Mensch als *Holobiont*

Natur und Wissen

Band 1

Thomas C. G. Bosch

Der Mensch als *Holobiont*

Mikroben als Schlüssel zu einem neuen Verständnis von Leben und Gesundheit

Ludwig
Kiel 2017

Mit freundlicher Unterstützung des SFB 1182

META ORIGIN AND FUNCTION OF ORGANISMS
SONDERFORSCHUNGSBEREICH 1182

Bibliografische Information der Deutschen Nationalbibliothek
Die Deutsche Nationalbibliothek verzeichnet diese Publikation in der Deutschen Nationalbibliografie; detaillierte bibliografische Daten sind im Internet über http://dnb.dnb.de abrufbar.

Holtenauer Straße 141
24118 Kiel
Tel.: 0431-85464
Fax: 0431-8058305
info@verlag-ludwig.de
www.verlag-ludwig.de

Lektorat: Dr. Jennifer Lorenzen-Peth
Gestaltung und Satz: Hauke Heyen
Umschlaggestaltung: Selina Schnetger

Gedruckt auf säurefreiem und alterungsbeständigem Papier
Printed in Germany

ISBN 978-3-86935-324-1

Inhalt

Vorbemerkung

Dieses Buch ist die schriftliche Fassung eines Vortrages, der im November 2016 an der Universität Konstanz als Paul Hemmerich Vorlesung gehalten wurde. Ich danke Axel Meyer für die Einladung nach Konstanz. Das große öffentliche Interesse am Thema hat mich bewogen, die in der Paul Hemmerich Vorlesung und vielen weiteren öffentlichen Vorträgen dargestellten Zusammenhänge in einem Büchlein zusammenzustellen, das für die interessierte deutschsprachige Öffentlichkeit gedacht ist.

Ich habe meine wissenschaftliche Laufbahn als Entwicklungsbiologe begonnen, der an der Evolution von Entwicklungsprozessen und insbesondere an Stammzellen in einfachen Organismen interessiert war. Daneben interessiere ich mich auch für die Herkunft unseres Immunsystems und suche nach dessen uralten Komponenten. Die Funktion des Immunsystems verstand ich dabei zunächst immer als Abwehrfunktion gegenüber möglichen Krankheitserregern. Diese Sicht sollte sich ab 2005 drastisch ändern. Schon während der ersten Versuche entdeckten wir auch in ganz einfachen Tieren eine enorme Komplexität des angeborenen Immunsystems und ungemein vielfältige Abwehrwerkzeuge.

Auf was wir allerdings nur sehr selten gestoßen sind, waren etwaige Krankheitserreger. Warum investieren die Zellen dann tagtäglich so viel in ein ausgeklügeltes Abwehrsystem, wenn die Gefahr doch eher selten, wenn überhaupt auftritt? Die Antwort zu dieser Frage gelang mit Hilfe einer modernen und sehr effektiven Methode, die es erlaubt, die Erbinformation eines jeden Organismus rasch und relativ kostengünstig zu entschlüsseln. Mit Hilfe dieser sogenannten »Sequenziertechnologie« entdeckten wir 2005 völlig überraschend in unserem vermeintlich gut bekannten Modellorganismus Hydra – wie in jedem anderen Organismus auch – neben den Tausenden von eigenen Zellen eine mindestens ebenso große Zahl an völlig harmlosen Mikroben. Jeder Organismus, einschließlich des Menschen, ist offenkundig *multi-organismisch*. Das war nicht nur eine Überraschung, sondern warf sofort die Vermutung auf, dass das Immunsystem zuallererst dazu dient, die vielfältigen Lebensgemeinschaften und zwischenartlichen Interaktionen in diesem »Meta-Organismus« aufrechtzuerhalten. Bis zu diesem Zeitpunkt assoziierte ich Bakterien nur negativ mit Krankheit. Und auch in der medizinischen Mikrobiologie galt die Aufmerksamkeit für lange Zeit ganz den krankheitserregenden Bakterien und Infektionskrankheiten. Die Bedeutung der mit dem Wirt ständig assoziierten gutartigen Bakterien blieb weitgehend unerkannt. Heute wissen wir, dass sich alle vielzelligen Organismen von einfach gebauten Vielzellern bis zum Menschen aus einer Vielzahl von mikrobiellen und eukaryotischen Arten zusammensetzen, die sich während der Stammesgeschichte sehr wahrscheinlich auch zusammen entwickelt haben. Ein Entfernen der Bakteriengemeinschaft, eine Reduktion der Vielfalt der Bakterien und auch jede Störung der Kommunikation zwischen dem Wirtsorganismus und den Bakterien wird für das rapide Ansteigen von einer Fülle von komplexen, meist chronisch entzündlichen Erkrankungen verantwortlich gemacht. Auch Gesundheit und Krankheit müssen daher multi-organismisch betrachtet werden.

Zum Verstehen dieser Zusammenhänge haben viele beigetragen. Jens Schröder hat mich auf die Rolle der antibakteriellen Peptide aufmerksam gemacht und den Blick auf die Abwehrkräfte des Epithels geschärft. Sebastian Fraune kam als mikrobiologisch interessierter Doktorand ins entwicklungsbiologische Labor und entdeckte als Erster, dass unterschiedliche Tierarten mit einer stabilen Gemeinschaft von Mikroben kolonisiert sind. Rene Augustin, Sören Franzenburg und Katja Schröder waren an der Aufklärung der epithelialen Abwehr und der Analyse der Mikroben maßgeblich beteiligt. Anna Marei Böhm deckte den Zusammenhang zwischen FoxO und dem Mikrobiom auf. Meine Kollegin an der Universität in Hawaii, Margaret McFall-Ngai und ein von ihr organisiertes Treffen am National Evolutionary Synthesis Center in Durham trugen entscheidend dazu bei, den größeren Zusammenhang zu sehen. Mit David Miller entstand im vergangenen Jahr eine erste Synopse der neuen Erkenntnisse in einfachen Wirbellosen mit dem Buch »The Holobiont Imperative«.

Ich danke ferner meinen Kieler Mitarbeiterinnen und Mitarbeitern Friederike Anton-Erxleben, Peter Deines, Maria Frank, Eva Herbst, Alexander Klimovich, Tim Lachnit, Doris Willoweit-Ohl und Jörg Wittlieb für die langjährige Unterstützung. Ich bin der Deutschen Forschungsgemeinschaft dankbar für eine immer verlässliche Finanzierung meiner Arbeiten. Der besonderen Bedeutung des Themas wird an der Universität Kiel seit Beginn dieses Jahres in einem eigenen Sonderforschungsbereich Rechnung getragen: Der SFB 1182 (»Origin and Functions of Metaorganisms«) widmet sich dem Entstehen und Funktionieren von Metaorganismen und hat diese Arbeit maßgeblich unterstützt. Ich danke Peter-Hansen Volkmann für die

Einführung in eine ganzheitliche Betrachtung von Gesundheit und Krankheit. Ich danke Volker Rusch und der Old Herborn University Foundation für die Zusammenkünfte mit John Bienenstock, Peter Heidt, Dennis Lang, Tore Midtvedt, Pearay Ogra, Helena Tlaskalova-Hogenova, James Versalovic, Richard Walker und Michael Zasloff. Besonders schätze ich die Unterstützung durch das Canadian Institute for Adanced Research (CIFAR), das mir als Fellow die Möglichkeit gibt, in einem höchst anregendem interdisziplinären Denkraum mit den Mitgliedern des Human Microbiome Programmes ungestört den komplexen Problemen auf den Grund gehen zu können. Ich danke dabei insbesondere Martin Blaser, Maria Gloria Dominguez-Bello, Brett Finlay, Tamara Giles-Vernick, Margaret Lock, Sven Pettersson, Hendrik Poinar, Tobias Rees, Janette Rossant, Philippe Sansonetti und Eric Wieschaus für die vielen anregenden Begegnungen.

Das Büchlein entstand schließlich im Wesentlichen über den Wolken; ein besonderer Dank daher an LH492 und Alexandre Tharaud. Außerdem gilt mein Dank Christian Urban, der sich um die Fertigstellung kümmerte, dem interessierten Entgegenkommen des Verlegers Dr. Steve Ludwig sowie Dr. Jennifer Lorenzen-Peth für das sorgfältige Lektorat. Das Büchlein wäre nicht möglich gewesen ohne die stete und unentbehrliche Unterstützung meiner Frau Judith Ittner-Bosch.

Worum es geht: *Der Körper als Lebensgemeinschaft*

Dieses Büchlein soll zum Um- und Andersdenken anregen. Seit es Louis Pasteur Ende des 19. Jahrhunderts gelang, mit einer neuen Methode einzelne Bakterienstämme gezielt mit Krankheiten in Verbindung zu bringen, standen stets die krankheitserregenden Bakterien und die molekularen Wechselwirkungen zwischen dem Infektionserreger und dem Wirt im Fokus der mikrobiologischen Forschung. Und auch die Immunologen suchten nach Einblicken in das Abwehrsystem von Pflanze, Tier und Mensch immer mit dem Ziel, die Abwehrkräfte gegen Krankheitserreger einmal steigern zu können. Heute wissen wir, dass

- alle unsere Körperoberflächen von Bakterien besiedelt sind; dass es zwischen unseren Organen wie der Haut, der Mundhöhle, dem Darm und auch dem Gehirn eine enge zelluläre und molekulare Verbindung zu den besiedelnden Mikroben gibt;
- die allermeisten der uns besiedelnden Mikroben keine Krankheitserreger sind, sondern dass wir sie für unsere Entwicklung und auch zum Schutz vor möglichen infektiösen Erregern brauchen;

- Organismen immer multi-organismisch sind und es im engeren Sinn keine Individuen gibt, die für sich alleine bestehen können;
- wir nur als Ökosystem existieren in einer evolutionären Partnerschaft mit Mikroben – und
- wir uns daher besser als *Metaorganismus* oder *Holobiont* betrachten müssen.

In diesem Buch schildere ich unseren Ansatz der Metaorganismus-Forschung an der Universität zu Kiel und das Bemühen, herauszufinden, wie sich Organismen gemeinsam mit ihren besiedelnden Kleinstlebewesen im Laufe der Evolution zu multiorganismischen Einheiten, die wir als Metaorganismen bezeichnen, entwickelt haben.

Auf den ersten Blick mag diese Thematik ziemlich wissenschafts-theoretisch und »akademisch« anmuten. Bei näherer und grundsätzlicher Betrachtung entfaltet sich jedoch die ganze Brisanz, die große Praxisrelevanz und Aktualität der Beobachtungen. Die durchaus revolutionäre Betrachtung von Lebewesen und Mikroben als funktionelle Einheit wird in Zukunft die Grenzen von Biologie und Medizin verschieben. Dank neuer Technologien und Zugriffe auf Gewebe und Körper ergeben sich Erkenntnisse, die auch unsere althergebrachten Gedankengebäude zur Evolutionstheorie ins Wanken bringen könnten. Und wenn in der Therapie diese Erkenntnisse bisher auch noch nicht wirklich angekommen sind, so ist doch klar, dass sie das Potenzial haben, fundamentale Fortschritte in der Behandlung schwerwiegender chronisch entzündlicher »Zivilisations«-Krankheiten zu ermöglichen.

Bakterien besiedeln in großer Zahl und Vielfalt ungefähr vier Milliarden Jahre länger die Erde als der Mensch. 37 Prozent der menschlichen Erbsubstanz können auf bakterielle Vorfahren zurückgeführt werden; sie sind uralter Teil unseres Selbstseins. Weniger als 200 Bakterienarten gelten dabei gemeinhin als ausschließlich krankheitserregend. Das heißt, die überwältigende Mehrheit, die Abermillionen von verschiedenen Bakterienarten waren lange vor unserer Zeit da und sind überwiegend gutartig. Dennoch hat sich die Wissenschaft seit 150 Jahren vor allem auf Bakterien als Krankheitskeime fokussiert. Ohne den Verdienst von Bakteriologie, Mikrobiologie, Immunologie und Pathologie schmälern zu wollen, scheint es heute an der Zeit, sich auch mit der Regel, also den gutartigen Mikroben, zu beschäftigen.

Ich werde hier deutlich machen, dass immer genauere Kenntnisse über die komplexen Interaktionen von Organismen und Mikroben eine Neudefinition der Biologie und ihrer Disziplingrenzen erfordern. In einem Spektrum vom Zusammenleben in gemeinsamen Ökosystemen bis hin zu engen Kooperationen in Symbiosen kann tierisches und menschliches Leben demzufolge nicht mehr in den Grenzen einzelner Arten betrachtet werden. Jeder Organismus erzählt damit nicht nur von sich selbst, sondern auch von dem Milieu, mit dem er ursprünglich verbunden war und möglicherweise noch ist; und von anderen Organismen, mit denen er vielleicht schon seit Millionen von Jahren eng zusammenlebt. Jedes Gewebe spricht von vielfältigen Interaktionen und Kommunikationswegen mit der Nachbarschaft. Jede Zelle erzählt nicht nur von den Zufällen ihrer Bestimmung, sondern auch von ihrem Standort und den Wegweisern, die sie bereits passiert hat. Und jedes Gen weist auf die komplexen Netzwerke hin, in die es eingebunden ist.

Die Metaorganismus-Perspektive erlaubt es den Forschenden, komplexe Gemeinschaften von Lebewesen, Umwelt und

Mikroorganismen als funktionelle Einheiten zu betrachten. Am Beispiel ursprünglicher Lebewesen wie Süßwasserpolypen oder Korallen lernen wir, wie sich im Zuge gegenseitiger Anpassung über Millionen von Jahren die Beziehungen von Organismen und Bakterien herausgebildet haben. Diese Interaktionen von Geweben und Organen und den sie besiedelnden Bakterien stehen im Mittelpunkt eines neuen Verständnisses, wie alle Lebewesen mit ihrer Umwelt in Kontakt stehen und wie sie ihre Lebensfunktionen regulieren.

Insgesamt gibt es im menschlichen Körper etwas mehr Bakterien und deutlich mehr Viren als körpereigene Zellen. Alle Oberflächen unseres Körpers, die Haut, der Darm, die Atemwege, die Lunge, sind von einem stabilen Mikrobiom besiedelt. Wir können diese Mikroben mit bloßem Auge nicht sehen. Erst neue Technologien zur Analyse der Erbinformation, Sequenzierapparate als moderne Teleskope, das Anzüchten von Bakterien auf Spezialnährmedien und innovative Visualisierungsmethoden, aber auch eine erhöhte Interdisziplinarität in der Forschung haben das Unsichtbare kenntlich gemacht und dazu geführt, dass die in und auf unseren Geweben wachsenden Mikroben erkannt und identifiziert werden können. Heute lässt sich jedes Bakterium auf der Oberfläche des menschlichen Körpers beschreiben und damit hinterlässt jeder Mensch auch einen mikrobiellen Fingerprint, der nachverfolgbar macht, wo er sich befunden hat – diese Erkenntnis lässt sich heute nicht zuletzt auch kriminalistisch nutzen. Das Mikrobiom oder mindestens wichtige Teile davon scheinen nach neuesten Erkenntnissen sogar vererbbar zu sein. Hier wird deutlich, dass sich Organismen nicht auseinanderdividieren und unterschiedlichen Wissenschaften zuordnen lassen. Wir sehen den Menschen daher als Ökosystem und Lebensgemeinschaft. Wird diese höchst komplex aufgebaute und nach strengen Regeln funktionierende Gemeinschaft gestört, so kommt es zu komplexen und chronischen Erkrankungen.

In 15 Kapiteln erläutere ich eine Reihe von multi-organismischen Aspekten des Lebens und biete Einblicke in die Grundlagen dieser neuen Biologie; von den evolutionären Ursprüngen mikrobiellen und vielzelligen Lebens über die Prozesse der Artbildung bis hin zur Rolle der Symbionten darin. Im Kern der Betrachtung steht immer das Zusammenspiel von Wirts-Organismus und Mikroben als bestimmende Kraft in der Entwicklung und Funktion aller Lebewesen. In kompakter Form stellt diese Abhandlung so die Grundzüge eines neuartigen Forschungsfeldes von wachsender Bedeutung unter anderem für die Immunbiologie, Mikrobiologie, Ökologie, Evolutionsbiologie und evolutionäre Medizin dar. Es soll den interessierten Leser erreichen und ihn zum Nachdenken anregen. Ein Glossar, das die unvermeidlichen Fachbegriffe verständlich erklärt, sowie ein ausführliches Literaturverzeichnis finden sich am Ende des Buches.

1 Was ist Leben?
Zellen sind mehr als nur kleine Turing-Maschinen

»Was ist Leben?«, fragte der Physiker Erwin Schrödinger in einer populärwissenschaftlichen Abhandlung, die 1948 veröffentlicht wurde. Er legt darin dar, dass Regeln und Konzepte der Physik und Chemie ausreichen, um komplexe räumliche und zeitliche Ereignisse, die innerhalb eines lebenden Organismus und auch in einer einzigen Zelle stattfinden, zu erklären. Er lenkte in dieser wichtigen Arbeit die Aufmerksamkeit auf ein sehr allgemeines Prinzip, welches unserer naturwissenschaftlichen Denkweise zugrunde liegt: das Prinzip der Verständlichkeit der Natur. Die Natur und damit das Leben kann verstanden werden. In dem Buch führte Schrödinger die Idee eines »aperiodischen Kristalls« ein, in dem die genetische Information in der Konfiguration der kovalenten Bindungen enthalten ist. In den 1950er Jahren stimulierte diese Idee die Begeisterung der Forscher für die Suche nach der chemischen Natur der Erbinformation.

Was also ist Leben? Peter Hemmerich charakterisiert »Leben« und den Begriff des »Lebendigen« in seiner Antrittsvorlesung »Anorganische Aspekte des Lebens« 1968 an der Universität Konstanz mit zwei Merkmalen: Selbsterhaltung und

Selbstvermehrung. Die Natur des Lebendigen kann damit nach Hemmerich verstanden werden, wenn wir die Regeln und Prinzipien verstehen, die für Selbsterhaltung und Selbstvermehrung verantwortlich sind.

Natürlich reicht das für eine befriedigende Annäherung an das Phänomen »Was ist Leben« nicht aus und wird der Komplexität der Frage auch nicht gerecht. Alles Lebendige besteht aus Zellen (Abbildung 1). »*Rücken wir bis an die letzten Grenzen vor, an denen es noch Elemente mit dem Charakter der Totalität oder wenn man will, der Einheit gibt, so bleiben wir bei den Zellen stehen. ... Ich kann nicht anders sagen, als dass sie die vitalen Elemente sind, aus denen sich die Gewebe, die Organe, die Systeme, das ganze Individuum zusammensetzen.*« Mit diesen Worten wies Rudolf Virchow bereits 1855 in seinem berühmten Artikel über »Cellular-Pathologie« auf die zentrale Rolle der Zellen in gesundem Gewebe wie bei Krankheitsprozessen hin. Die »Cellular Pathologie« war Virchows erste Publikation über ein Thema, das die folgenden 50 Jahre nicht nur sein Denken beherrschte, sondern auch theoretischer Mittelpunkt der naturwissenschaftlichen Medizin wurde.

Die Zelle ist der Grundbaustein sämtlicher Organismen und damit Ausgangspunkt jedes Lebewesens auf dem Planeten Erde. Diese kleinste, selbstständig lebende Einheit bewältigt tagtäglich Aufgaben von immenser Komplexität. Der ausgewachsene menschliche Körper setzt sich aus rund 75 Billionen Zellen zusammen. Eine durchschnittliche menschliche Zelle hat einen Durchmesser von in etwa 25 Mikrometern und ist damit für das bloße menschliche Auge nicht sichtbar. Insgesamt unterscheidet man zwischen mehr als 200 verschiedenen Zelltypen im menschlichen Körper, die alle denselben Grundbauplan haben, die sich

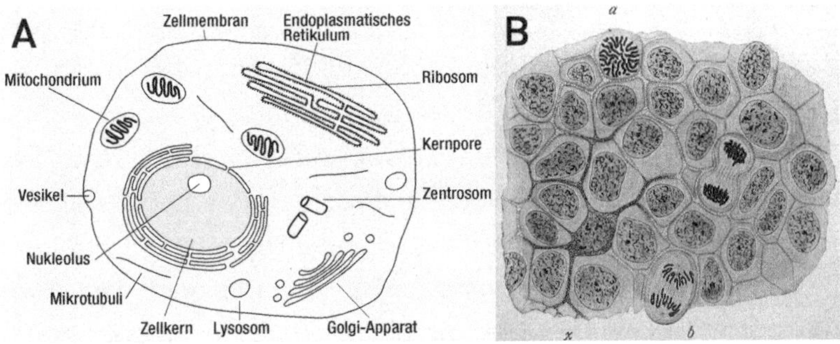

Abbildung 1 Alle Lebewesen sind aus Zellen aufgebaut. A) Vereinfachtes Schema einer eukaryotischen Zelle B) Tierisches Gewebe mit proliferierenden Zellen. Auf der rechten Seite des Bildes mittig ist eine Zelle mit einsetzender Zellteilung dargestellt.

aber – je nach Aufgabe – wesentlich voneinander unterscheiden. So gibt es beispielsweise Nervenzellen, Blutzellen, Muskelzellen, Gehirnzellen, Drüsenzellen und so weiter.

In einem viel beachteten Aufsatz schlug Nobelpreisträger Sydney Brenner 2012 vor, dass Zellen und Zellverhalten mit den mathematischen Prinzipien von Turing-Maschinen erklärt werden können. Benannt nach dem Mathematiker Alan Turing, der sie 1936 einführte, ist die Turing-Maschine ein wichtiges Rechnermodell der theoretischen Informatik. Die Turing-Maschine hat ein Steuerwerk, in dem sich das Programm befindet, und besteht außerdem aus einem unendlich langen Speicherband mit unendlich vielen sequentiell angeordneten Feldern. Pro Feld kann genau ein Zeichen aus einem vordefinierten Alphabet gespeichert werden. Die Turing-Maschine modifiziert die Eingabe auf dem Band nach dem festgelegten Programm. Die Idee, Zellen als »lebende Systeme« mit Maschinen oder Computern zu vergleichen, ist nicht unbedingt ein neues Konzept; sie wurde auch vor Sydney Brenner schon mehrfach geäußert. Aber ist es wirklich so? Der Körper als komplizierte Maschine mit einer endlichen Zahl von Einzelteilen? Sind Zellen daher nichts als kleine Turing-Maschinen? Reflektieren populäre Analogien mit Maschinen oder Computern die wahre Natur biologischer Systeme? Und kann man komplexe Prozesse des Lebens alleine mit mathematischen Algorithmen und Programmen erklären? Reichen daher Physiologie und funktionelle Morphologie (»Wie funktioniert es?«), Entwicklungsbiologie (»Wie entsteht es?«) und Evolutionsbiologie (»Wo kommt es her?«) aus, um die Komplexität des Lebens zu begreifen?

Ich denke, dass die Analogie zwischen Zellen und Maschinen irreführend und fehl am Platze ist. Ein solch mechanistischer Ansatz konnte bisher nicht und wird auch in Zukunft nicht helfen, die Komplexität von Lebensprozessen zu verstehen. Wie ich im Folgenden zeigen werde, werden Zellen und Zellverhalten nicht nur maßgeblich von der jeweiligen Umwelt beeinflusst – und damit von Faktoren, die außerhalb des eigentlichen Programmes stehen –, sondern Zellen verlagern auch manche überlebensnotwendige Funktionen nach außen (»outsourcing«), in Komponenten der sie umgebenden Umwelt. Zwei Beispiele vorweg: Bestimmte Aufgaben des Immunsystems werden gar nicht von unseren eigenen Körperzellen erfüllt, sondern von Mikroben, die in unserem Körper leben. Auch die Aktivierung und Steuerung so mancher Nervenzellen geschieht nicht über Neurotransmitter und Signale, die in unserem Körper produziert werden, sondern über Produkte, die letztendlich von Mikroben herrühren.

Das heißt, dass zur Erklärung der Natur des Lebendigen zusätzlich zu den drei biologischen Fragen: »Wie funktioniert es? Wie entsteht es? Und wo kommt es stammesgeschichtlich her?« unbedingt auch die Frage »In welchem Sinn- und Umweltzusammenhang funktioniert es?« gehört. Informationsverwaltung in lebenden Organismen ist nicht zu vergleichen mit den mathematischen Regeln und Algorithmen der theoretischen Informatik. Organismen erzeugen ständig und in steter Anpassung an das sie umgebende Milieu neue Informationen. Ohne auf Algorithmen zurückgreifen zu müssen, haben sie die inhärente Kompetenz, kontextabhängig auf Signale ganz unterschiedlicher Natur und Komplexität, von einzelnen Molekülen bis zu komplexen Ökosystemen, reagieren zu können. Bei der Entschlüsselung und Dechiffrierung der Signale aus dem jeweiligen Milieu sind Organismen in der Lage, diese korrekt und im gegebenen Zusammenhang zu interpretieren. Schon für eine einzelne Zelle ist die Komplexität der umweltabhängigen Signale enorm groß. Lebende Systeme sind daher nur zu verstehen als ein *interagierendes Netzwerk von multiplen Komponenten*, die alle und jedes für sich in der Lage sind, Signale aus der zellulären und nicht-zellulären Nachbarschaft nicht nur wahrzunehmen, sondern sie auch im Zusammenhang korrekt zu interpretieren und für das erfolgreiche Überleben und die eigene Fitness einzusetzen.

2 Das Biozönose-Konzept: *Die rätselhafte Zunahme von chronischen Erkrankungen*

Zu Beginn des 19. Jahrhunderts wurden grundsätzliche biologische Fragen wie »Wie funktioniert ein Lebewesen oder ein Organ?« mit beschreibenden naturkundlichen Methoden beantwortet. Auf Experimenten gründende Kausalerklärungen waren eher unbekannt. Um ein Beispiel zu geben: Im Jahr 1877 prägte Karl August Möbius, Zeitgenosse von Charles Darwin und Ernst Haeckel, Professor der Zoologie an der Kieler Universität und Gründer des dortigen Zoologischen Museums, den Begriff »Biozönose« für Lebensgemeinschaften, die sich aus verschiedenen Arten bilden und durch interspezifische Wechselbeziehungen miteinander verbunden sind. In einer seiner frühen Studien in der gerade entstehenden Wissenschaft der Meeresökologie, die später ein klassisches Forschungsfeld werden sollte, versuchte Möbius zu bestimmen, warum Austernbänke im Atlantik in der Nähe von Cancale, Marennes und Arcachon an Ergiebigkeit abnahmen, während jene in den britischen Flussmündungen sowie in Schleswig-Holstein durchaus reichhaltig waren. Möbius führte dieses Phänomen in einer für die damalige Zeit ungeheuer weitsichtigen und originellen Art eher auf die weiteren in der Austernbank vorhandenen Tierarten zurück als auf die Austern selbst. Damit erkannte er als Erster, dass ein ökologisches System als Ganzes betrachtet werden muss, und prägte den Begriff »Biozönose«, um diese Lebensgemeinschaft aus ganz unterschiedlichen Tierarten zu beschreiben. Seine Theorie der Biozönose wurde zur Grundlage der allgemeinen Ökologie. Zu seiner Zeit wusste Möbius natürlich noch nichts von der Komplexität und den Mitgliedern dieser Austern-Gemeinschaft und hatte auch keine kausale Erklärung für ihre Bedeutung. Heute wissen wir, dass es unter anderem die symbiotischen Mikroorganismen sind, die den Austern helfen, in einem vorhandenen Meereslebensraum sich erfolgreich zu behaupten.

Aber es sind nicht nur die Austern, die eine komplexe Lebensgemeinschaft unterschiedlicher Arten benötigen, um zu wachsen und zu gedeihen. Es sind auch wir Menschen. In einer im Jahr 2002 veröffentlichten Studie macht Jean Francois Bach vom Institute Pasteur auf einen unerhört spannenden und wichtigen Zusammenhang aufmerksam: Ein Blick in die medizinischen Statistiken (Abbildung 2) zeigt, dass es in den letzten 60 Jahren den gemeinsamen Anstrengungen von Immunologie, Mikrobiologie und Medizin gelungen ist, Krankheiten wie Masern, Mumps und Tuberkulose praktisch auszurotten. Ein großartiger Erfolg der biomedizinischen Wissenschaft. Auf der anderen Seite macht Jean Philippe Bach in derselben Studie aber auch darauf aufmerksam, dass parallel dazu im gleichen Zeitraum völlig neue Krankheiten aufgetreten sind und immer noch auftreten. Die Medizin spricht dabei von sogenannten »komplexen Erkrankungen« oder »Umwelterkran-

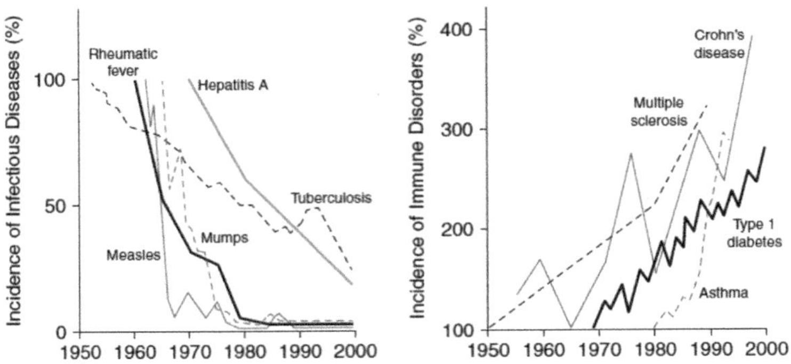

Abbildung 2 Entgegengesetzte Beziehung zwischen dem Verschwinden von Infektionskrankheiten (links) und dem vermehrten Auftreten von chronisch entzündlichen Erkrankungen zwischen 1950 und 2000

kungen«. Dazu zählen die chronisch entzündlichen Darmerkrankungen, Asthma, Adipositas wie auch neurodegenerative Erkrankungen und Autismus. Eine stetig steigende Zahl an Patienten ist davon betroffen. Bis heute gibt es gegen keine dieser Erkrankungen ein dauerhaftes Heilmittel oder auch nur eine Präventionsmaßnahme. Die World Health Organization (WHO) spricht bei diesen chronischen Erkrankungen, die nicht einfach von Person zu Person übertragen werden, von »noncommunicable diseases (NCDs)« und hat NCDs als eine der großen Herausforderungen für das weltweite öffentliche Gesundheitswesen identifiziert.

Es ist kein Geheimnis, dass sich gerade in den letzten 50 oder 60 Jahren die Welt, in der wir leben, erheblich verändert hat. Wissenschaftler sprechen vom »Anthropozän«, um das Erdzeitalter zu beschreiben, das maßgeblich vom Menschen beeinflusst und geprägt ist. Forschungsaktivitäten unterschiedlichster Richtungen versuchen derzeit, die Komplexität dieser neuen Umwelt zu durchdringen und die Faktoren zu identifizieren, die das Anthropozän charakterisieren. Darunter befinden sich offensichtliche

Faktoren wie die geänderte Produktionsweise für Lebensmittel, die Ernährungsweise, die zunehmende Mobilität, eine gesteigerte Hygiene; aber auch weniger offensichtliche Faktoren wie eine zunehmend urbane Lebensweise mit fehlendem direkten Kontakt zu Natur und Tieren. Dazu kommt ferner der drastisch gesteigerte Einsatz von Antibiotika in Medizin und Tierzucht und vieles mehr. Sind diese das Anthropozän charakterisierenden Faktoren ursächlich für die oben angeführten modernen und chronischen Krankheiten des Menschen? Wie sieht es in anderen tierischen Populationen aus?

Wir werfen einen Blick auf ein Korallenriff im Great Barrier Reef in Australien. Korallenbänke zeichnen sich durch eine hohe Vielfalt an unterschiedlichen Arten aus, die ihren Lebensraum seit Millionen von Jahren erfolgreich besiedeln. Die Gründer und essentiellen Baumeister dieser Lebensgemeinschaft sind Polypen, die zum Tierstamm der Nesseltiere gehören und die mit ungeschlechtlicher und geschlechtlicher Fortpflanzung große Populationen bilden, die unter Wasser ganze Landschaften gestalten können. Der Erfolg jedes einzelnen Polypen hängt von einer engen Partnerschaft mit Grünalgen und Bakterien ab. Die Algen leben in den Zellen der Polypen und sind dank ihrer Fähigkeit zur Photosynthese ein potenter Energielieferant für die Polypen.

Heute sind viele Korallenriffe krank. Todkrank und bleich. Die Wissenschaftler sprechen von der Korallenbleiche (»coral bleaching«) und beschreiben damit das Verschwinden der grünen Algen aus der Lebensgemeinschaft mit den Polypen. Und so wie in den medizinischen Statistiken wird auch in Aufzeichnungen von Meeresbiologen deutlich, dass die Korallenbleiche eine Erscheinung des Anthropozäns ist und in den vergangenen 50 Jahren dramatisch zugenommen hat. 2016 ging als *»Das Horrorjahr für* *das Great Barrier Reef*« (FAZ vom 28.12.2016) in die Geschichte ein. Die beispiellose Korallenbleiche hat Hunderte Quadratkilometer des Weltnaturerbes zerstört und die schlimmsten Befürchtungen übertroffen. Wir wie auch zahllose andere Tiere und auch die Pflanzen stehen ganz offensichtlich vor einer rätselhaften Zunahme von komplexen und chronischen Erkrankungen.

Unsere Unkenntnis über Ursache und Mechanismen lässt uns hilflos erscheinen beim Umgang mit diesen Veränderungen. Was haben die gehäuft auftretenden Meldungen zum Korallensterben mit der Zunahme an chronisch entzündlichen Erkrankungen des Menschen zu tun? Zum gehäuften Auftreten dieser Krankheiten beim Menschen trägt sicher die gesteigerte Lebenserwartung bei. Daneben wird aber auch vermutet, dass die Urbanisierung und Globalisierung ungesunder Lebens- und Ernährungsweisen zu dem stetig steigenden Anteil an Patienten mit gesteigertem Blutdruck, erhöhten Blutzuckerwerten und Fettleibigkeit beitragen. Die Wissenschaft hat in den letzten Jahren Hinweise gesammelt, die es wahrscheinlich machen, dass Änderungen in der symbiotischen Mikrobengemeinschaft die Ursache für die chronischen Umwelterkrankungen sind. In beiden Fällen, bei Mensch und Koralle, handelt es sich offensichtlich um eine erhebliche Störung der Kommunikation und des Gleichgewichtes zwischen symbiotischen Mikroorganismen und dem Wirt.

Dass die Forschung mit dieser Vermutung nicht ganz falsch liegt, zeigt der Erfolg einer neuen Therapie, der Stuhltransplantation, bei Clostridienkolitis, einer chronisch entzündlichen Erkrankung des Darms, bei der durch die Gabe von Antibiotika die Darmflora so verändert wird, dass Clostridien sich rasant vermehren und durch Toxinbildung die Erkrankung (Diarrhoe, Fieber, Krankheitsgefühl) auslösen können. Bei Patienten, die an rezidivierenden Schüben einer Clostridienkolitis leiden, führt eine Stuhltransplantation zu verblüffend positiven Ergebnissen. Eine einmalige Gabe einer Lösung mit Stuhl von gesunden Spendern führte bei über 90 % der Patienten zu einer schnellen und andauernden Heilung der Clostridienkolitis. Diese Daten wurden inzwischen an mehreren Tausend Patienten weltweit bestätigt. Derzeit ist noch unklar, ob alle Patienten mit chronisch entzündlichen Darmerkrankungen für diese Therapie geeignet sind oder es nur spezielle Patiententypen sind, die auf diese Therapie ansprechen. Die stetig wachsende Zahl an Einrichtungen, die eine solche Stuhltransplantation vornehmen, weist jedoch darauf hin, dass bei der Entwicklung sinnvoller Therapiekonzepte eine Übertragung von Spenderstuhl oder eine Übertragung eines Gemisches von verschiedenen Stuhlbakterien in einer optimalen Zusammensetzung und Menge sicherlich eine wichtige Rolle spielen wird. So seltsam es klingen mag, aber die mächtige Food and Drug Administration (FDA) der USA stufte 2013 Fäkalien zur Transplantation als »Arzneimittel« ein. Da wundert es dann auch nicht mehr, dass vor Kurzem amerikanische Experten vorschlugen, Fäkalien als »Gewebe« zu definieren, ähnlich wie Knochen, Haut oder Blut, und eine »Stuhlbank« ähnlich einer Blutbank aufzubauen.

Mit der überraschenden Erkenntnis, dass Stuhlbakterien den Verlauf bestimmter chronisch entzündlicher Erkrankungen positiv beeinflussen können, kehren wir zu unserer Ausgangsfrage zurück: Können wir aus diesem Zusammenbruch von Lebensgemeinschaften, sei es in unserem Darm oder in den Korallenpolypen, Grundsätzliches über die Faktoren lernen, die alles Lebendige charakterisieren? Wird hier deutlich, dass alles Leben *multiorganismisch* ist? Und dass für ein fundamentales Verständnis der Lebensprozesse die Ökologie von entscheidender Bedeutung ist?

3 Eine neue Ära für die Biologie und Medizin: *Neue Techniken entdecken den Metaorganismus*

Bis vor Kurzem wurde den Bakterien auf unserer Haut, in unserer Mundhöhle und im Darm kaum Beachtung geschenkt. Zoologen und Botaniker studierten die Evolution, Entwicklung und das Funktionieren von Tieren und Pflanzen in großen Einzelheiten auf zellulärer und molekularer Ebene; und Mediziner widmeten sich dem Studium von Geweben und Organen, ohne eine direkte und kausale Verbindung zur mikrobiellen Nachbarschaft zu ziehen. Technologische Fortschritte in der Entschlüsselung der Erbinformation haben in den letzten Jahren eine völlig neue Welt sichtbar gemacht. Neben der Erbinformation in unseren eigenen Körperzellen lassen sich in unseren Geweben und Organen, im Darm und auf der Haut, eine Fülle von genetischen Fußabdrücken entdecken, die unzählig vielen Mikroorganismen zugeordnet werden können.

Um diese erstmal unsichtbaren Bewohner identifizieren zu können, mussten zunächst raffinierte indirekte Methoden entwickelt werden, da sich die meisten Bakterien im Labor bislang nicht züchten lassen. Dazu nutzt man einen Teil des bakteriellen Erbguts, die sogenannte 16S ribosomale RNA. Dieser RNA-Abschnitt kommt in allen Bakterien vor, unterscheidet sich aber geringfügig von Art zu Art. Man isoliert die RNA aus der Probe, sequenziert sie, visualisiert und vergleicht die Daten mit entsprechender Software. Die enormen Fortschritte in der Bioinformatik und bei den Sequenzierungsmethoden haben die Mikrobiomforschung in den vergangenen zehn Jahren revolutioniert. Was früher Jahre brauchte, geschieht heute innerhalb von Tagen.

Die Entschlüsselung der Erbinformation ist zum Teleskop der modernen Biologie geworden. Zunächst hat die Sequenzierung des menschlichen Genoms vor gut 20 Jahren unser Verständnis der Biologie, der menschlichen Vielfalt und auch von Krankheiten grundlegend verändert. Diese technologischen Fortschritte trugen aber auch zur Entwicklung neuartiger Experimentieransätze bei, die tief in die molekularen Mechanismen der Genomanordnung und Zellfunktion vordringen. Hochdurchsatz-Sequenzierungen werden heute routinemäßig in vielen bedeutenden Feldern der Biologie und Medizin angewendet. Häufig erlauben sie Forschern, grundlegenden biologischen Fragen auf den Grund zu gehen, zu denen es zuvor keinen Zugang gab. Hochentwickelte Computerprogramme, die blitzschnell die An- und Abwesenheit von Bakterien in komplexen Gemeinschaften abfragen können, lassen aus gewaltigen Datensätzen räumlich-zeitlich strukturierte Informationen entstehen, die tiefen Einblick in komplexe Lebensgemeinschaften gewähren und umweltbedingte Zusammenhänge erkennen lassen. Es ist dadurch möglich geworden, das »Mikrobiom« des gesamten menschlichen Körpers in einer Vielzahl von kranken und gesunden Zuständen zu bestimmen. Die Ergebnisse zeigen, dass Mikroben in Pflanzen und Tieren allgegenwärtig sind. Indem wir sie studieren, erkennen wir Verbindungen zwischen

Menschen, Tieren, Pflanzen und der Umwelt, von denen wir nie ahnten, dass sie überhaupt existieren. In vergleichenden Untersuchungen können wir frappierende Übereinstimmungen in bestimmten Prozessen entdecken, so etwa in der Besiedelungsstrategie von keimfreiem Gewebe: Die Besiedlung eines gerade geschlüpften Hydra-Polypen mit einer komplexen Bakteriengemeinschaft und die erstmalige Kolonisierung eines neugeborenen Babys folgen möglicherweise einem gemeinsamen Muster. Immer bessere Technologien helfen uns, die Bakterien zu identifizieren. Unabhängig davon, wo Mikroben leben, können wir damit in ihre bisher verborgene Welt blicken.

Die Erforschung der Mikrobiome hat sich zu einem höchst aktuellen aufstrebenden interdisziplinären Feld entwickelt. Nur durch das Zusammenwirken von Mikrobiologen, Zoologen, Medizinern, Physikern, Bioinformatikern und auch Mathematikern gelingt die Kenntlichmachung des Unsichtbaren. Das Zusammenarbeiten und Zusammendenken von Wissenschaftlern, die bislang in getrennten Räumen arbeiteten, gewinnt immer mehr an Bedeutung. Denn wissenschaftliche Einsicht entsteht bekanntlich nicht alleine dadurch, dass sich ein eigenbrötlerischer Forscher mit einer Frage auseinandersetzt, die ihm die »Wirklichkeit« in seinem persönlichen Forschungsfeld zuspielt. Wissenschaftliche Erkenntnis entsteht im Dialog mit anderen Wissenschaften und wirklich neue Zusammenhänge werden häufig nur interdisziplinär, an den Grenzflächen unterschiedlicher Wissenschaftsdisziplinen erkannt. Als Nobelpreisträger Herbert Kroemer seinen berühmten Ausspruch machte: »The interface is the device« (die Grenzfläche ist das Gerät), bezog er sich auf den erstaunlichen Erfolg von Grenzflächen bei der Herstellung von dünnen Halbleiterfilmen für photonische und elektronische Anwendungen, der vor mehr als 40 Jahren begann. Heute befinden wir uns mitten in einer ähnlich revolutionären Phase, dieses Mal in der Biologie an den Grenzflächen zwischen Mikrobiologie, Ökologie, Evolutionsbiologie, Medizin und Computerwissenschaften. Eine interdisziplinär ausgerichtete Grundlagenforschung ist ein zentraler Baustein moderner biomedizinischer Entwicklungen.

Erst bei diesen Grenzgängen zwischen verschiedenen Wissensgebieten wurde offensichtlich, dass wir mit Partnern zusammenleben, die wir nicht kennen. Ein erwachsener Mensch hat 3×10^{13} oder 30 Billionen Körperzellen. Dazu kommen nun aber 39 Billionen Bakterien, die in und auf uns leben. Unser Körper enthält damit etwas mehr Bakterienzellen als eigene Körperzellen. Jede Darstellung von Zellverbünden oder Geweben (siehe Abbildung 1) müsste daher eigentlich um die tausenden von (mit bloßem Auge) unsichtbaren Bakterienzellen ergänzt werden, die zwischen, auf und in den Zellen von Tier, Mensch und Pflanze leben. Dazu kommt, dass die Gesamtheit der bakteriellen Gene etwa 100-mal größer ist als das menschliche Genom. Bioinformatische Methoden erlauben es uns, etwa 1000 verschiedene Bakterienarten im Darm zu unterscheiden. Allein in der dunklen, fast sauerstofflosen Welt des menschlichen Darms leben mehr als 100 Billionen Mikroben mit einem Gewicht von etwa 2 kg. Damit stellen sie ein Organ dar, das so schwer ist wie unser Gehirn. Alle diese verschiedenen Organismen, Bakterien, Viren und Wirtszellen verbinden sich zu »Meta-Organismen« (Abbildung 3). Das Zusammenleben in diesem wahrlich »multi-organismischen« Verbund läuft im Verborgenen ab, gesteuert durch unsichtbare Signale. Erst allmählich lernen Forscher, die geheime Sprache der Metaorganismen zu entschlüsseln. Oberflächensensoren in der Zellmembran (Abbildung 1) und Rezeptoren im Zellinnern überwachen per-

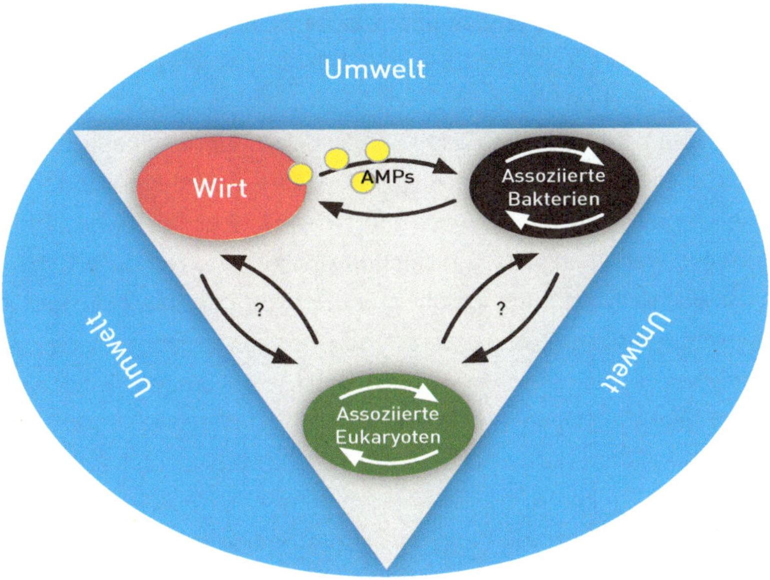

Abbildung 3 Das Individuum als Metaorganismus und damit als eine komplexe Gemeinschaft von vielen Arten, die miteinander eng vernetzt sind. AMPs = antimikrobielle Peptide.

manent das komplexe Zusammenspiel der Wirtszellen mit ihren Partnern. Die Mikroben nutzen den tierischen oder pflanzlichen Körper als Lebensraum und kommunizieren nicht nur untereinander auf hochkomplexe Weise, sondern haben auch einen direkten Draht zu ihrem Wirt. Sie schützen uns vor Krankheiten, formen einige unserer Organe, wie zum Beispiel das Immunsystem, und steuern über die sogenannte Darm-Hirn-Achse vielleicht sogar einige Aspekte unseres Verhaltens (siehe Kapitel 12).

Dank der modernen Sequenzierungsmethoden hat man inzwischen ein gutes Bild davon, welche Bakterienarten den menschlichen Darm besiedeln und wie sich diese Zusammensetzung bei bestimmten Erkrankungen verändert. Dennoch gibt es für den Begriff »gesunde« Mikrobiota keinen Referenzmaßstab, und die Übergänge von physiologisch zu pathologisch sind fließend. Abgesehen von einer Kern-Mikrobiota, die allen Menschen gemeinsam ist, bestehen große, individuelle Unterschiede in der mikrobiellen Zusammensetzung, die von verschiedenen Faktoren wie Genetik, Ernährung, Alter und Umwelt beeinflusst wird. Mittlerweile weiß man, dass verschiedene Bakterienarten die gleichen Stoffwechselfunktionen ausüben können, so dass die Mikrobiota zweier Menschen trotz unterschiedlicher Zusammensetzung ein ähnliches Profil an diversen Stoffwechselprodukten aufweisen kann. Veränderungen der Mikrobiota sind für zahlreiche Erkrankungen beschrieben worden, darunter Morbus Crohn und Colitis ulcerosa (chronische Darmerkrankungen), Reizdarmsyndrom, rheumatoide Arthritis (entzündliche Erkrankung der Gelenke), atopische Dermatitis (chronisch entzündliche Hauterkrankung) und Adipositas (Fettleibigkeit). Allerdings ist in den meisten Fällen noch unklar, ob die veränderte Mikrobiota eine Ursache oder eine Folge der Krankheit ist.

Im Umfeld von Korallenriffen haben Meeresbiologen in den vergangenen Jahren begonnen, intensiv die Rolle von Mikroorganismen bei deren Entstehungsgeschichte zu untersuchen. Sie möchten unter anderem herausfinden, wie die mikrobielle Interaktion von Korallenpolypen mit symbiontischen Algen von veränderten Umweltbedingungen beeinflusst wird. Andere spannende Fragen lauten: Inwiefern hängt die Entwicklung der Korallen und anderer Tiere von ihren mikrobiellen Partnern ab? Wie kann die Lebensgemeinschaft zwischen den Korallen und ihren mikrobiellen Partnern entstehen und wie wird sie aufrechterhalten? Und ganz allgemein: Wie können ökologische Ansätze unser Verständnis der vielschichtigen Tier- und Mensch-Mikroben-Interaktion vertiefen?

4 »Nichts in der Biologie ergibt einen Sinn außer im Licht der Evolution«: *Unsere evolutionäre Partnerschaft mit den Mikroben*

Bakterien gehören zu den ersten Bewohnern der Erde. Gigantische Massen von Bakterien besiedelten bereits vor mehr als 3,5 Milliarden Jahren den Meeresboden. Wie ein lebender, schleimiger Teppich überzogen sie als sogenannter »Biofilm« riesige Gebiete und kamen ohne Sauerstoff sehr gut zurecht. Nach einigen Millionen Jahren entstand eine neue Bakteriengruppe, die Cyanobakterien, die aus Licht, Kohlenstoff und Wasser Sauerstoff herstellen konnten. In den folgenden Jahrmillionen haben sich dann in ständiger Anwesenheit der Mikroben alle vielzelligen Pflanzen und Tiere entwickelt. Die Vorfahren der Korallen wie aller Tiere sind vor etwas über 540 Millionen Jahren in einer von Mikroben dominierten Umwelt entstanden. Und heute? Selbst in jedem Liter Meerwasser befinden sich eine Milliarde Bakterien und zehn Milliarden Viren. Die meisten von ihnen sind keine Krankheitskeime, sondern essenzieller Teil der »lebenden Welt«. Millionen von ihnen besiedeln die Gewebe von Pflanzen und Tieren.

Die ursprünglichen Bakterien waren also die Ersten, die unseren Planeten besiedelten. Die Welt gehörte ihnen allein, mehr als zwei Milliarden Jahre lang. Tiere und Pflanzen entstanden viel später und boten den Mikroben nun einen weiteren Lebensraum. Wundert es da, wenn die fortwährende Interaktion mit den Mikroben nicht nur Lebenszyklen und individuelle Entwicklungsvorgänge beeinflusst, sondern auch Evolutionsprozesse gestaltet hat und immer noch gestaltet? Alle Lebewesen dieser Erde, die aus Zellen mit Zellkern bestehen, stammen von Bakterien ab. Lynn Margulis (Sagan) hat dies mit ihrer »Seriellen Endosymbiontentheorie« schon vor über 50 Jahren überzeugend postuliert. Der entscheidende Schritt in der Evolution des heutigen Lebens, die Entstehung von Zellen mit einem echten Zellkern, entstand demnach aus einer symbiontischen Verschmelzung eines bestimmten Bakteriums, einer Archaee, mit einem oder mehreren anderen Bakterien.

Wir sind ganz offensichtlich mit den Mikroben eine evolutionäre Partnerschaft eingegangen, die für unsere Stoffwechsel-, Entwicklungs- und Abwehrprozesse von entscheidender Bedeutung ist. In einer Symbiose gibt es meist zwei Partner, Wirt und Symbiont, die wechselseitig voneinander profitieren. In Verbindung mit mikrobiellen Symbionten können Pflanzen, Tiere und der Mensch *ökologische Nischen besiedeln, die ansonsten unzugänglich für den Wirt wären.* Zum Beispiel lebt das Bakterium Escherichia coli im Darm von Säugetieren dort in Symbiose. Es hilft bei der Verdauung und erhält im Gegenzug

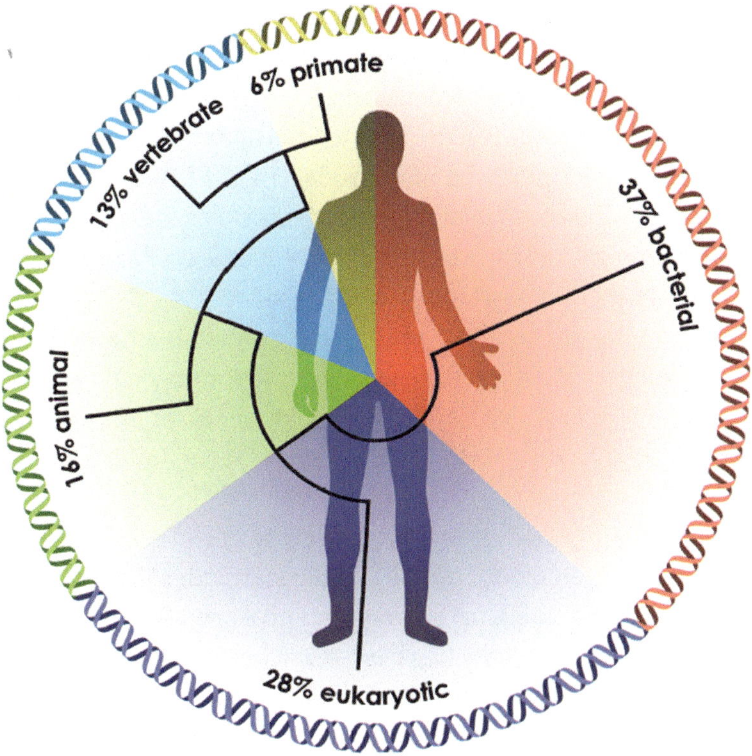

Abbildung 4 Eine phylogenetische Analyse der menschlichen Gene zeigt, wie viel von unserem Genom wann während der Evolution entstanden ist.

Nahrung. Mikroben haben damit wahrscheinlich jede Entwicklungsphase des Lebens vom einfachen Einzeller bis zum Wirbeltier und Mensch maßgeblich begleitet.

Wenn wir unsere genetische Ausstattung, das Genom, als ein Teleskop in die Vergangenheit des Menschen benutzen, stellen wir zu unserer großen Überraschung fest, dass etwa 37 % der Gene in unserem eigenen Genom sich auf unsere bakterielle Vergangenheit zurückführen lassen (Abbildung 4). Mit dem Blick auf den stetig wachsenden Einfluss der Molekularbiologie und der Entwicklung von neuen Forschungsfeldern wie Biophysik, Biochemie oder Bioinformatik schrieb der Evolutionsbiologie Theodosius Dobzhansky 1973 seinen berühmten Essay: »Nichts in der Biologie ergibt einen Sinn außer im Licht der Evolution.« In unserem Zusammenhang hier bedeutet dies, dass die Natur des Lebendigen nur im Licht der evolutionären Partnerschaft mit den Mikroben verstanden werden kann.

Damit wird deutlich, dass auch evolutionstheoretische Überlegungen durch die neuen Befunde betroffen werden. Evolution vollzieht sich immer in Populationen, die aus Organismen aufgebaut sind, welche sich in vielen Genen unterscheiden und welche zugleich räumlich und zeitlich unterschiedlichen Umwelten ausgesetzt sind. Mutationen setzen die Evolution in Gang und sorgen dafür, dass sie ständig stattfindet. Das entscheidende Verdienst von Charles Darwin und Alfred Russel Wallace war es zu erkennen, dass nur die natürliche Auslese in der Lage ist, die durch Mutationen produzierte Vielfalt von Phänotypen zu funktionierenden Ökosystemen zu formen. Hier stellt sich die Frage, auf welcher Ebene ausgelesen wird. Was wird ausgemerzt? Sind es Gene, Zellen, Organismen, Familien, Arten oder gar ganze Ökosysteme? Und mit Blick auf die Entdeckung des Metaorganismus: Wenn Organismen immer multi-organismisch sind und es im engeren Sinn keine biologischen Individuen gibt, die für sich alleine bestehen können, was ist dann die Ebene der Selektion? Tiere, Pflanzen und auch der Mensch funktionieren nur in der Vielfalt, im Metaorganismus aus Abermilliarden verschiedenen Wesen. Nicht das biologische Individuum, sondern der *Metaorganismus* scheint die Ebene zu sein, auf die die Selektion wirkt. Der israelische Forscher Eugene Rosenberg und seine Frau Ilana Zilber-Rosenberg führen drei Gründe hierfür an:

- Erstens: Alle Tiere und Pflanzen unterhalten symbiotische Beziehungen mit Mikroorganismen. Symbiontische Mikroorganismen werden von Generation zu Generation übertragen.
- Zweitens: Die Interaktionen von Wirt und Symbionten beeinflussen die Fitness des Metaorganismus.
- Drittens: Die Symbiontengesellschaft kann sich relativ schnell verändern, etwa durch horizontalen Gentransfer, schnelle Vermehrung oder durch Veränderung der Artenzusammenstellung. Mikroorganismen reagieren auf Umweltveränderungen (Sauerstoff, CO_2, Temperatur) sehr schnell mit einer Umstellung ihres Stoffwechsels.

Von vielen Forschern wird daher das *Hologenom* aus Wirt und Bakterien als Einheit behandelt (Abbildung 5).

Wie wichtig Bakterien in der Evolution und der Entstehung neuer Arten sind, zeigt sich besonders schön und deutlich bei genetischen Kreuzungsversuchen mit Wespen, die vor Kurzem im Labor von Seth Bordenstein an der Vanderbilt University in Nashville in den USA durchgeführt wurden. Wie vermutlich alle Tiere beherbergen auch Wespen bestimmte Arten von Bakterien in ihren Eingeweiden. In parasitären Wespen der Gattung Nasonia finden sich bis zu 40 verschiedene Bakterienarten im Darm, wobei jede Nasonia-Spezies eine andere Zusammensetzung bevorzugt. Kommt es zur Paarung zwischen verschiedenen Arten, sind interessanterweise männliche Hybride nicht lebensfähig. Die Darmflora ihrer Vorfahren spielt dabei eine entscheidende Rolle. Robert Brucker und Seth Bordenstein haben dafür vor Kurzem den eindrucksvollen Beweis geliefert.

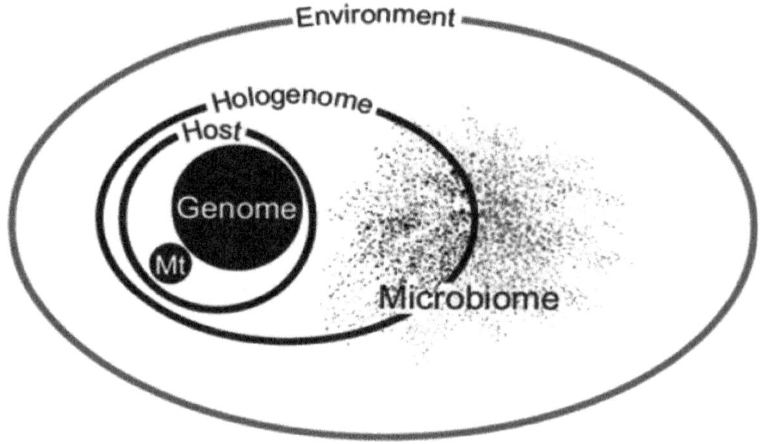

Abbildung 5 Ein einfaches Schema zum Begriff »Hologenom«. Die Hologenom-Theorie der Evolution behandelt die genetische Ausstattung von Wirt und Mikroben als Einheit.

Das Absterben der männlichen Hybride setzt just zu einem Zeitpunkt der Larvenentwicklung ein, bei dem eine ungewöhnliche Änderung der Darmflora zu beobachten ist. Wenn die Forscher die Larven mit Antibiotika behandelten, überlebte der Großteil der Hybride. Bekamen die überlebenden Hybride aber erneut Bakterien gefüttert, starben sie prompt wieder ab. Die Bakterien verursachen also offensichtlich den Tod der Hybride und halten damit die Artengrenze aufrecht. Für die Wespen agiert die Evolution damit nicht nur auf der Ebene des eigenen Genoms, sondern schließt die Bakterien mit ein. Die Darmflora entwickelt sich gemäß dem Genom der Wespen, die evolutionäre Selektion der Wespen wiederum hängt von der Darmflora ab. Die Genome von Wespe und Darmbakterien scheinen daher evolutionsbiologisch eine gemeinsame Ebene darzustellen, auf der ausgelesen wird. Ein eindrucksvoller Hinweis auf die

Gültigkeit der Hologenom-Theorie der Evolution von Eugene Rosenberg.

Damit kommt auch Licht in ein weiteres noch völlig offenes Gebiet der Evolutionsbiologie: Wie erfolgen rasche Änderungen in Anpassung an eine geänderte Umwelt? Es wird häufig angenommen, dass Evolution einen langen Zeitraum benötigt. Doch die evolutionäre Anpassung an eine neue Umgebung, die durch natürliche Selektion vorangetrieben wird, kann durchaus rasch innerhalb von einigen zehn Generationen geschehen. Was sind die Mechanismen einer solch raschen Anpassung? Welche Faktoren ermöglichen oder verhindern sie? Die Mikrobiomforschung hat gezeigt, dass Veränderungen in der Mikroorganismen-Gemeinschaft wichtige Stoffflüsse im Wirt verändern können, und das viel rascher, als es in einem einzelnen Individuum über sexuelle Rekombination und Selektion möglich wäre. Genetiker schätzen, dass es in der Regel mindestens 50.000 Jahre dauert – also etwa 2.000 Generationen – ehe sich eine Mutation im Erbgut gefestigt hat. Genetische Veränderungen brauchen daher sehr viel Zeit – zu viel, um mit den raschen Umweltveränderungen Schritt zu halten. Das Austauschen von Komponenten eines Metaorganismus (Abbildung 3) dagegen kann sehr viel rascher vonstattengehen. Metaorganismen können sich sehr viel schneller, innerhalb von Wochen bis zu wenigen Jahren, an ein sich änderndes Milieu anpassen, wenn sie ihre mikrobielle Gemeinschaft wechseln, als es durch Mutation und Selektion des Wirtes der Fall wäre. Ein Metaorganismus kann den raschen Wandel der jeweiligen Umwelt einigermaßen unbeschadet bewältigen und überstehen, indem er ein austauschbares Set mikrobieller Symbionten in den Prozess integriert.

Können Bakterien in Wirtsgewebe neu einziehen? Und dann zur Ausbildung unterschiedlicher Phänotypen innerhalb einer Population beitragen? Nancy Moran und Yueli Yun von der Universität in Arizoona haben dazu kürzlich ein spannendes Experiment mit Blattläusen der Art Aphidicola pisum und deren symbiontischen Buchnera aphidicola Bakterien gemacht. Sie haben die Blattläuse zunächst von allen Bakterien befreit. In diese sogenannten »keimfreien« Blattläuse haben sie dann symbiontische Buchnera Bakterien eingeführt, die viel hitzetoleranter als die ursprünglichen Bakterien waren. Zur großen Überraschung nicht nur der unmittelbar beteiligten Forscher zeigten die Blattläuse mit den neu eingeführten hitzetoleranten Bakterien nun eine deutliche Resistenz gegenüber Temperaturstress. Symbiontische Bakterien können also in der Tat neues Wirtsgewebe besiedeln und im Laufe der Zeit die ökologische Nische des Wirts maßgeblich verändern. Wir können uns daher Organismen auch als Mosaike in Raum und Zeit vorstellen.

Mit dieser neuen Betrachtung geht auch ein Umdenken in der Beschreibung von Evolutionsmechanismen einher. Indem sie eine rein mechanistische Betrachtung der Natur verwerfen, beginnen die Naturwissenschaften zu erkennen, dass das große unentdeckte Territorium die Natur des Lebens selbst ist. Und dass die gesamte embryonale Entwicklung als ein evolviertes System in einem komplexen systemischen Zusammenhang mit der Umwelt steht. Da die herkömmliche Evolutionstheorie keine derartigen Wirkungsmechanismen erklären kann, beschäftigt sich das neue Wissenschaftsgebiet der ökologisch-revolutionären Entwicklungsbiologie (»Eco-Evo-Devo«) mit der kausalen Beziehung von Entwicklung und Evolution mit der Umwelt und sieht in den Mikroben einen ganz entscheidenden Umweltfaktor. Wie interagiert die Umwelt mit Entwicklungsprozessen? Wie beeinflussen Umweltänderungen die phänotypische Evolution? Wie wirkt die evolutionäre Entwicklung auf die Umwelt? Auch diese Erkenntnisse sind so neu wieder nicht. Bereits 1973 definierte Leigh Van Valen ungeheuer voraussehend und damals durchaus provokativ »Evolution als die Kontrolle der Entwicklung durch die Umwelt«.

Man kann der Hologenom-Hypothese folgen oder nicht – faszinierend bleiben diese Erkenntnisse allemal. Vor allem, weil sie uns Menschen betreffen: Bakterien im Darm beeinflussen auch unsere Gesundheit massiv. Unsere Darmflora ist ein wichtiger Teil von uns selbst – vielleicht auch im genetischen Sinne.

5 Das biologische Individuum: *Ein Irrtum?*

Es gibt auf der Erde keine keimfreien Tiere. Wie Ed Yong (2016) es kürzlich formulierte: »Geruch, Gesundheit, Verdauung, Entwicklung und dutzende anderer Eigenschaften, die wir dem ›Individuum‹ zuschreiben, sind in Wahrheit das Ergebnis einer komplexen Interaktion zwischen Wirt und Mikroben.«

Dank der Entstehung und rasanten Fortentwicklung von Techniken zur Identifizierung und Charakterisierung von Mikroben (einschließlich solcher, die sich auf Nährmedien bislang nicht kultivieren lassen) wissen wir heute, dass wir komplexe Lebensprozesse, ganz gleich in welchem vielzelligen Organismus nicht verstehen können, ohne zugleich die mit ihm verbundenen Mikroben und die Symbiose mit ihnen zu begreifen. Alle Lebensprozesse werden in hohem Maße durch Mikroben beeinflusst. Es ist daher nicht mehr überraschend, dass im vergangenen Jahrzehnt die Darmmikrobiota ein fester Bestandteil auch in der medizinischen Forschung wurde. Die Entwicklung und Ausweitung des »Human Microbiome Projects« spielte dabei eine wichtige Rolle. Diese Initiative des National Instituts of Health versucht, die mikrobischen Komponenten im menschlichen Körper zu identifizieren und ihre Bedeutung zu verstehen. Die Initiative startete im Oktober 2007 und hat seither unsere Vorstellungen zur Rolle der Mikroben in der Evolution und bei der Selbsterhaltung tierischen Lebens maßgeblich beeinflusst. Sie hat auch den Begriff des »Individuums« in ganz neue Bahnen gelenkt und streift damit eine zentrale Frage des Menschseins, die Frage nach der biologischen Einheit des Individuums und den Faktoren, die diese ausmachen.

Was sind die Grundlagen, die uns als biologisches, lebendiges Individuum ausmachen? Leben ist fundamental multi-organismisch. Selbstsein eines lebendigen Organismus entsteht daher durch das Zusammenwirken verschiedener Faktoren, die sowohl die genetische Ausstattung als auch Umweltfaktoren aus der persönlichen Umgebung einschließen. Ein Bouquet aus Umweltfaktoren, das tief in das jeweilige Genom eingeflochten wird, formt während der Entwicklung das biologische Individuum. Gene und genetische Faktoren alleine reichen daher als Erklärung des Selbstseins eines Organismus nicht aus. Wir müssen auch die unmittelbare Umgebung und das persönliche Milieu berücksichtigen, wenn wir komplexe und individuelle Lebensprozesse wie auch etwa das individuelle Verhalten verstehen wollen. Das ist das Kernanliegen von Eco-Evo-Devo.

Der Metaorganismus (Abbildung 3) ist die fundamentale biologische Einheit des Lebens. Komplexe Lebensprozesse und die grundsätzliche Natur des Lebendigen können nur innerhalb dieses Konzeptes verstanden werden. Die einzelnen Bestandteile des Metaorganismus können eine langjährige evolutionäre Vergangenheit (Ko-Evolution) teilen. Sie können sich aber auch spontan aus Komponenten zusammensetzen, die sich in einer bestimmten Umgebung mehr oder weniger zufällig finden. Metaorganismen sind daher nicht immer das Ergebnis von Ko-Evolution. Aber wenn man die Teile vom Ganzen trennt oder die Vielfalt der einzelnen Bestandteile reduziert, verliert der Organismus an Fitness. Was also macht dann ein biologisches Individuum als Organismus aus? »Wer bin ich? Und wie viele?« Um diese Kernfrage zu beantworten, müssen wir unseren anthropozentrischen, Mensch-bezogenen Standpunkt verlassen. Wir sollten uns als lebendigen Organismus vielmehr als ein miteinander interagierendes Netzwerk denken, in dem das Zusammenspiel vieler verschiedener Organismen mit der unmittelbaren Umgebung das zentrale Element ist, das uns als biologisches Individuum ausmacht. Die uns besiedelnden Mikroben sind dabei von großer Bedeutung. Rob Knight (2016), einer der Pioniere der Mikrobiomforschung, brachte es vor Kurzem einmal auf den Punkt: »Unsere Mikroben machen uns zu dem, was wir sind.«

Wenn dem so ist, dann rüttelt das natürlich auch am alteingesessenen Begriff des Menschen. Erfordert die enge Verschränkung menschlichen und bakteriellen Lebens daher eine Neudefinition des menschlichen Individuums als lebendigen Organismus? Moderne Anthropologen wie Tobias Rees aus Kanada beschäftigen sich intensiv mit den Beziehungen zwischen der modernen lebenswissenschaftlichen Forschung und der Anthropologie im Zeitalter der Mikrobiomforschung. Eingebettet in eine Geschichte der Menschheit als Trennungsgeschichte von der Natur entsteht in dieser Anthropologie der Gegenwart gerade ein faszinierendes Bild vom Zusammenspiel von Geistes- und Naturwissenschaften als neue Form der disziplinübergreifenden Forschung. Jüngste wissenschaftliche Erkenntnisse, die auf einen Einfluss symbiotischer Mikroben auf das Verhalten des Menschen hindeuten, bieten hier hochinteressante Anknüpfungspunkte.

Mit diesem Umdenken durchleben die Lebenswissenschaften einschließlich der Medizin derzeit einen dramatischen Paradigmenwechsel. Und sie stehen gleichzeitig vor völlig neuen Herausforderungen. Die Tatsache, dass Pflanzen, Tiere und der Mensch in einer Welt voller Bakterien leben und nicht mehr getrennt von den sie besiedelnden Mikroben betrachtet werden können, ja dass jedes Individuum diese Mikroben braucht, um fortzubestehen, sich zu reproduzieren und weiterzuentwickeln, findet immer mehr Anerkennung und hat zu vier wichtigen Erkenntnissen geführt:

- Erstens: Es wird immer deutlicher, dass wir, um die Physiologie, Evolution und Entwicklung einer bestimmten Art zu verstehen, diese nicht isoliert betrachten können.
- Zweitens: Die Gesundheit von Tieren, Menschen und auch Pflanzen entsteht aus dem Zusammenspiel multipler Organismen. Jede Störung innerhalb der komplexen Gemeinschaft hat drastische Konsequenzen für das Wohlbefinden der Mitglieder.
- Drittens: Der Metaorganismus kann eine wichtige Einheit der evolutionären Selektion sein, eine Selektion von »Teams« aus vielen Genomen und Arten.
- Und viertens: Diese Betrachtung verortet den Menschen in einem Beziehungsnetz aus vielen dynamischen, lebendigen, sich entfaltenden und kreativen Organismen.

Noch wird die Interpretation der gesammelten Daten über die Wirt-Mikroben durch die Komplexität und Vielschichtigkeit der Organismen erschwert. Ebenso fehlt eine einheitliche Methodologie. Das Tierreich verfügt über eine enorme Vielfalt an Anatomien, morphologischen Architekturen und räumlicher Heterogenität für die Besiedelung mit Mikroben. In den meisten Tieren befinden sich Bakterien auf dem Epithel, aber auch in den Schleimhäuten, andere im Skelett und einige Bakterien finden sich sogar in den Zellen selbst. Unter symbiotischen Tieren wie Korallen stellt die in den Polypenzellen in Symbiose lebende Grünalge eine zusätzliche Nische für Mikroben bereit. Die Faktoren, welche die Verteilung und Aktivität der Mikroben an unterschiedlichen Orten innerhalb des Körpers beeinflussen, sind noch weitgehend unbekannt. Wirtsgenetik, Ernährung, physikalische Umwelt, geographische Verortung und andere Faktoren haben aber sicherlich einen wesentlichen Einfluss auf das Mikrobiom jedes Organismus. Daraus folgt eine dringende Frage: Wie lässt sich diese faszinierende Komplexität begreifen und studieren?

6 Der Einsatz von einfachen Modellorganismen: *Schlüsseltechnologie für ursächliche Erkenntnisse in der Mikrobenforschung*

Um solche komplexen Interaktionen und Prozesse zu verstehen, braucht es neben guten Ideen vor allem geeignete Versuchsobjekte, an denen Hypothesen überprüft und kausal getestet werden können. Eine der Möglichkeiten, neue Entwicklungen in der Forschung anzustoßen, ist daher der Einsatz von einfachen Modellsystemen. Die Motivation, morphologisch einfache Tiere mit wenigen verschiedenen Zelltypen und einfacher Regulation zu nutzen, kommt aus dem hohen Verwandtschaftsgrad der bisher sequenzierten Genome. Die vollständige Sequenzierung mehrerer eukaryotischer Genome, vom Nematoden Caenorhabditis über Hydra und Drosophila bis zum Menschen, ermöglicht es, vergleichende Untersuchungen an einfachen Organismen zu unternehmen und mit der nur dort verfügbaren funktionellen

Analyse möglicherweise neue Ansätze für die Aufklärung menschlicher Krankheitsursachen und Therapien zu entwickeln. Dazu eignen sich in vielen Fällen Hydra-Polypen geradezu ideal. Seit einigen Jahren ist ihr Erbgut entziffert. Über die Hälfte aller Proteine des Menschen kommt bei Hydra in fast identischer Form vor. Polypen sind daher genetisch gesehen dem Menschen sehr ähnlich. Und viele der 18.000 Gene können im lebenden Hydra-Polypen experimentell ausgeschaltet oder verändert werden. Zu den konservierten Genen zählen Gene, die für das An- und Abschalten von anderen Genen verantwortlich sind (sogenannte Transkriptionsfaktoren) ebenso wie Gene für sezernierte Signalmoleküle oder für Regulatoren des programmierten Zelltodes (Apoptose). Das Auffinden dieser Gene in Hydra impliziert, dass diese Gene – und viele der molekularen Mechanismen, die die Interaktion zwischen Bakterien und Wirtszellen regulieren – sehr früh in der Evolution der Vielzeller entstanden sind. Die an Hydra gewonnenen Erkenntnisse können daher Hinweise geben, wie biologische Prozesse, wie etwa die mikrobielle Besiedelung von Epithelien, auch im Menschen ablaufen.

Selbst so einfache Tiere wie Hydra oder die verwandten Korallen bestehen seit gut 600 Millionen Jahren nur als Metaorganismen durch das Zusammenspiel von Epithelzellen und symbiontischen Bakterien und Algen. Wir haben bereits gehört (Kapitel 2), dass Korallen bleichen und sterben, wenn sie ihre Mitbewohner verlieren. Nur mit einer vollständigen Mikrobenflora sind sie in der Lage, Infektionen abzuwehren. Forscher um Ariel Kushmaro von der Universität in Tel Aviv, Israel, haben bereits vor Jahren gezeigt, dass das Bleichen der Mittelmeer-Koralle Oculina patagonica durch eine Infektion mit dem Bakterium Vibrio shiloi verursacht wird. In der Schleimschicht, die alle gesunden Korallenstö-

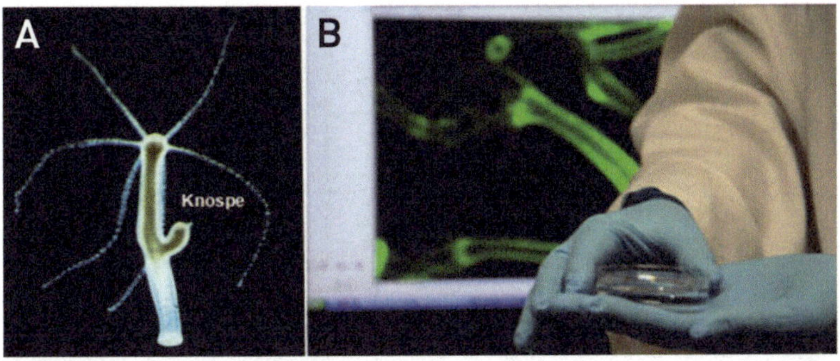

Abbildung 6 Der Süßwasserpolyp Hydra. A: Die ungeschlechtliche Fortpflanzung über Knospung macht die Tiere im Labor unsterblich. B: Hydra kann in Plastikschalen in Massenkultur gehalten und beliebig vermehrt werden. Transgene Hydren erlauben dem Entwicklungs- und Evolutionsbiologen neue Einsichten in Genfunktion und Zellverhalten.

cke umgibt und in der sich zahllose Bakterien befinden, konnten sie auch eine antibakterielle Aktivität nachweisen, die vermutlich vor dem Befall mit dem gefährlichen Bakterium schützt. All diese Beispiele zeigen, dass, sobald die Kommunikation zwischen dem Wirt und seinen bakteriellen Besiedlern zusammenbricht, der Metaorganismus empfindlich gestört wird und es zum Ausbrechen von Krankheiten kommt.

Hydra (Abbildung 6) ist seit vielen Jahren nicht nur ein interessantes Objekt für die Stammzell- und Alterungsforschung. Daneben steht in diesem stammesgeschichtlich uralten Vielzeller die Entwicklung des angeborenen Immunsystems im Fokus des Forschungsinteresses. Die genetische Grundausstattung von Hydra zeigt große Ähnlichkeit zu komplexeren Tieren und auch zum Menschen. Genetische Komplexität ist damit uralt und keineswegs ein Merkmal von sogenannten »höheren« Tieren. Mechanismen, die sich so lange erhalten haben, sind die bewährten Erfolgsrezepte der Evolution. Auch die Stammzellen (Abbildung 7) und

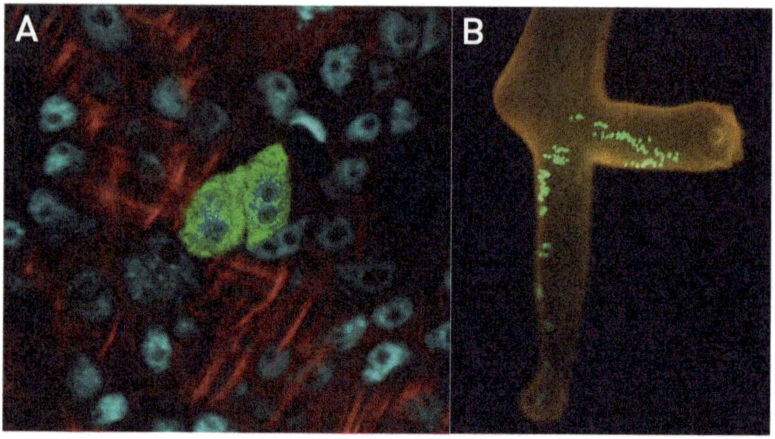

Abbildung 7 A) Ein Paar von Hydra-Stammzellen, in dem ein grün fluoreszierendes Eiweißmolekül (das Reportermolekül GFP) aktiv ist. Die Zellkerne sind mit einem blauen Farbstoff (DAPI) gefärbt. Ein Antikörper für das rote Rhodamin-Phalloidin Molekül wurde zur Sichtbarmachung der Muskelfibrillen benutzt. B) Teilansicht eines Hydra-Polypen, der einige grün fluoreszierende (GFP-exprimierende) Stammzellen enthält. Aufgrund der Gewebetransparenz kann das Verhalten dieser Zellen ohne großen Aufwand in vivo studiert werden.

das Immunsystem (Abbildung 8) in Hydra sprechen eine ähnliche molekulare Sprache wie die Zellen komplexer gebauter Tiere; vieles deutet daher auf einen gemeinsamen evolutionären Ursprung dieser Zellen hin. Dank eines breiten Spektrums an verfügbaren Technologien für die funktionale Analyse von Genen (wie zum Beispiel die Herstellung transgener Tiere, siehe Abbildung 6 und 7) bietet Hydra die Möglichkeit, grundlegende Konzepte der Biologie auszuarbeiten und fundamentale Prinzipien zu entschlüsseln, auf die alle Organismen zurückgreifen.

Mit Blick auf die Metaorganismus-Forschung können einfache Vielzeller wie Hydra aufgrund der geringeren Komplexität leichter als Gesamtsystem erfasst werden und stellen somit ideale Untersuchungsobjekte dar, um die grundlegenden Prinzipien für die Etablierung und langfristige Stabilität eines Metaorganismus zu erforschen. Hydra ist beispielsweise in der Lage, nur mit Hilfe seines angeborenen Immunsystems und in Abwesenheit eines erworbenen Immunsystems eine vielfältige bakterielle Gemeinschaft zu orchestrieren. Ähnlich wie neugeborene Babys kommen auch junge Hydra-Polypen ohne Bakterien auf die Welt. Kaum sind sie aus der Eischale geschlüpft, werden sie im Verlauf der nächsten Wochen von einer Vielzahl von Bakterien besiedelt. Doch dabei geht es höchst geordnet zu: Die unterschiedlichen Keime halten sich an eine strikte Reihenfolge.

Interessanterweise besiedeln auch beim Menschen die Bakterien den Darm von Neugeborenen in einer bestimmten, immer gleichen Reihenfolge. Die ersten Bakterienspezies, die den Darm besiedeln, stammen aus dem Geburtskanal und setzen sich aus Vaginalbakterien und Keimen aus der Blase der Mutter zusammen. Nach und nach werden dann auch andere Bakterienarten aus der Außenwelt übernommen. Kinder, die mit einem Kaiserschnitt entbunden werden, bilden die Darmflora aus dem Hautmikrobiom der Mutter. Sie haben eine verringerte Anzahl – oder eine verringerte Artenvielfalt – von Bakterien der Gattung Bacteroides und Bifidobacterium im Vergleich zu Kindern, die vaginal geboren wurden.

Die Etablierung dieser stabilen Bakterienbesiedelung in Neugeborenen scheint nach ähnlichen Regeln abzulaufen, wie sie auch für die jungen Hydra-Polypen gelten. Dabei kommt der Kommunikation der Bakterien untereinander wie auch der Interaktion mit dem Immunsystem der Wirtszellen eine besondere Bedeutung zu. Doch obwohl die ersten Darmkeime vermutlich lebenslange Auswirkungen haben, wissen wir immer noch sehr wenig darüber, wie sich diese mikrobiellen Gemeinschaften zusammenfinden.

Auch bestimmte Funktionen der Bakterien sind offenbar hochkonserviert beim Vergleich von Mensch und Hydra: Während Hydra in Assoziation mit der natürlichen Mikrobiota vor Pilzinfektionen geschützt ist, erkranken die Tiere in Abwesenheit ihrer bakteriellen Partner. Entscheidend für die Balance von Gesundheit und Krankheit ist auch hier die Diversität der Mikrobiota. Werden keimfreie Tiere nur mit einzelnen Bakterienspezies besiedelt, können sie keinen vollständigen Schutz gegenüber dem Pilzpathogen ausbilden, wohingegen die Wiederherstellung der komplexen Mikrobiota mit einem resistenten Phänotyp einhergeht. Diese Ergebnisse zeigen, dass die Verhinderung der Besiedelung mit bestimmten Bakterien (die sogenannte »Kolonisierungsresistenz«) ein uralter Schutzmechanismus ist, der von Hydra bis zum Menschen erhalten geblieben ist. Es wird damit einmal mehr deutlich, dass unsere mikrobiellen Partner einen wesentlichen und ursprünglichen Aspekt der Immunabwehr darstellen. Um es mit den Worten von Lynn Margulis zu sagen: »Wir bleiben symbiontische Wesen auf einem symbiontischen Planeten.«

Das Entschlüsseln der Regeln, nach denen diese Wesen funktionieren, ist die große Herausforderung der interdisziplinär-aufgestellten Biologie des 21. Jahrhunderts. Einfache Organismen stellen somit wertvolle Modelle dar, um die grundlegenden Prinzipien der Entstehung und Erhaltung eines Metaorganismus zu entschlüsseln. Auch wenn sie die Situation im Menschen nur teilweise widerspiegeln, kann das helfen, Schlüsselmoleküle und potentielle Biomarker für die Diagnostik zu identifizieren. Im Folgenden versuche ich zu erläutern, welche grundlegenden und auch für den Menschen relevanten Ergebnisse in den letzten Jahren unter anderem am Modellorganismus Hydra erarbeitet wurden.

7 Der Wirt bestimmt: *Mit welchen Mikroben lebt er langfristig zusammen?*

Labor-Beobachtungen an Süßwasserpolypen (Abbildung 5) zeigen, dass unterschiedliche Arten auch nach 30 Jahren Kultivierung unter standardisierten und identischen Bedingungen immer noch ihre unterschiedliche Mikrobiota haben. Dies war für Sebastian Fraune, der diese Entdeckung 2006 im Rahmen seiner Doktorarbeit machte, wie auch für mich eine große Überraschung. Wie können unterschiedliche Tierarten, die über Jahrzehnte hinweg alle unter den exakt gleichen Bedingungen und mit dem gleichen Futter kultiviert wurden, je nach Tierart unterschiedliche Bakterien beherbergen? Erklärbar wird das nur, wenn man annimmt, dass die Zusammensetzung dieser mikrobiellen Gemeinschaft im Wesentlichen vom Wirt und nicht von Umweltfaktoren abhängt. Die Zusammensetzung des Mikrobioms ist mit der stammesgeschichtlichen Verwandtschaft der Tiere korreliert; ein Zusammenhang, der von Seth Bordenstein auch als »Phylosymbiose« beschrieben wird. Jede Tierart ist dabei durch eine artspezifische bakterielle Signatur charakterisiert. Ähnliche Beobachtungen bei Menschenaffen und jüngst auch beim Menschen bestätigen eindrucksvoll, dass jede Tierart ihre eigene Bakterienzusammensetzung hat. Es sind also eher noch unbekannte Wirtsfaktoren als Faktoren aus der Umwelt, die für die Zusammensetzung unserer Bakteriengemeinschaft verantwortlich sind. Diese Beobachtungen zeigen, dass Mikroorganismen zwar natürlich aus der Umwelt aufgenommen werden können. Doch welche sich dann im Wirtsgewebe besonders wohlfühlen und dort auch dauerhaft siedeln, das entscheiden die Gene des Wirtes maßgeblich mit.

Dies bedeutet allerdings nicht, dass Änderungen in der Lebenswelt überhaupt keinen Einfluss auf die Bakterienzusammensetzung hätten. In Polypen, die aus dem Freiland in die Laborkultur genommen wurden, konnten wir durchaus geringfügige Änderungen in der bakteriellen Zusammensetzung notieren. Polypen im Freiland ernähren sich von einem reichen Angebot an kleinen Krebsen und damit ganz anders als unsere Labortiere, die Tag für Tag mit handelsüblichem Fischfutter (Larven von Salinenkrebsen) gefüttert werden. In Tierversuchen hat also die Nahrung durchaus einen Einfluss auf das Mikrobiom.

Um zu untersuchen, ob dies auch beim Menschen der Fall ist, rekrutierten Peter Turnbaugh und Kollegen von der Harvard Universität in Boston kürzlich zehn Freiwillige, darunter einen Vegetarier (David et al., 2014). Diese Probanden wurden angehalten, ihre Ernährung für fünf Tage von ihrer normalen Kost auf entweder eine stark pflanzenbasierte (mit Obst, Gemüse und Getreide) oder eine tierbasierte (mit Eiern, Milchprodukten und Fleisch) Kost umzustellen. Jeden Tag wurde aus Stuhlproben der Teilnehmer mikrobielle RNA sequenziert, um die Zusammensetzung der Darmflora zu bestimmen. Die Untersuchungen haben zweifelsfrei ergeben, dass ein Wechsel in der Ernährungsweise die Zusammensetzung der Bakterien im menschlichen Darm rasch verändert. Innerhalb von 24 Stunden waren bereits deutliche Veränderungen in der Häufigkeit bestimmter Mikroben zu erkennen. So stieg zum Beispiel unter einer tierbasierten Kost die Zahl des Bakteriums Bilophila wadsworthia an, das Gallensäuren verstoffwechselt. Eine Häufung dieses Bakterientyps wird mit chronisch-entzündlichen Darmerkrankungen in Verbindung gebracht. Der Wechsel zu einer pflanzlichen Kost hingegen begünstigte das Wachstum von Bakterien, die die Fettsäure Butyrat produzieren. Diese wirkt entzündungshemmend. Insgesamt veränderte sich die Zusammensetzung der Darmflora so, dass unter einer pflanzlichen Diät die Darmbakterien hauptsächlich Kohlenhydrate verstoffwechselten, während sie unter der tierischen Kost ihre Energie verstärkt aus Proteinen zogen. Die Veränderungen waren aber eher kurzlebig: Sie hielten etwa zwei Tage an. Aus evolutionärer Sicht mag diese Plastizität der Darmflora für Mensch und Tier hilfreich sein, um sich an verschiedene Nahrungsquellen anpassen zu können. Aus medizinischer Sicht bietet sich hier in Zukunft möglicherweise eine Chance, durch eine ernährungsbedingte Änderung des Mikrobioms den Zustand eines Patienten mindestens kurzfristig zu verbessern.

Auch beim Menschen führt eine veränderte Ernährung also zu Änderungen in der mikrobiellen Zusammensetzung. Die Änderungen sind allerdings niemals so drastisch, dass sie die artspezifische Signatur verwischen würden. Die Zusammensetzung des Mikrobioms scheint ein wichtiger Faktor für das Überleben einer Population in einer bestimmten Umwelt zu sein. Die artspezifische Wirt-Mikroben-Beziehung steht daher offensichtlich unter einem starken Selektionsdruck. Im Laufe der Stammesgeschichte scheinen sich die mikrobiellen Gemeinschaften zusammen mit ihren jeweiligen Wirten gemeinsam entwickelt zu haben und sich als »Meta-Organismen« den täglichen Herausforderungen einer nicht immer freundlich gestimmten Umwelt zu stellen.

Störungen dieser partnerschaftlichen Beziehung haben bei Wirbellosen wie beim Menschen erhebliche Konsequenzen. Dass Antibiotika die Darmmikrobiota beeinflussen, ist fast schon eine Binsenweisheit. Bereits eine einwöchige Einnahme eines Antibiotikums ändert die Zusammensetzung und Aktivität der Darmflora in dramatischer Weise. Bei der Einnahme von Antibiotika ließ sich zum Beispiel eine starke Abnahme von zwei Arten aus der Gattung Bifidobacterium beobachten. Dutzende von anderen Bakterienspezies verschwinden, andere nehmen ihren Platz ein. 88 Prozent der rund 2000 üblicherweise im Stuhl nachweisbaren und vorhandenen chemischen Metaboliten (das ist sozusagen ein Fingerabdruck der gesamten Bioaktivität aller Bakterienpopulationen) erscheinen in veränderten Konzentrationen. Ein zu viel an Antibiotika zerstört nicht nur Bakterien im Darm oder Mundbereich; es fördert auch die Ausbreitung von krankheitsverursachenden Keimen. Im Mundbereich macht sich das Fehlen der Bakterien zum Beispiel bemerkbar durch die rasche Besiedelung mit Pilzen der Gattung Candida. Zum Ausbruch von so genanntem »Mundsoor« oder Candidose kommt es nur, wenn sich das gesunde Gleichgewicht zwischen Bakterien und Epithelzellen der Schleimhäute verändert.

Ähnlich verhält es sich im Darm. Eine Abnahme der Vielfalt der Bakteriengemeinschaft im Darm kann die Entstehung entzündlicher Darmerkrankungen wie Morbus Crohn oder Colitis ulcerosa nach sich ziehen. Überwiegen im Mikrobiom eines Menschen bestimmte Bakterienpopulationen, kommt es über das Schleimhaut-assoziierte Immunsystem zu Fehlregulationen im Abwehrsystem, die früher oder später zu ersten Symptomen und letztlich zu einer Autoimmunkrankheit wie Colitis ulcerosa führen können. Mit einer durch ein verändertes Mikrobiom verursachten Entzündung der Darmschleimhaut beginnt eine weitere Reaktionskette, die ihrerseits auf die Zusammensetzung der Darmflora zurückwirkt.

Glücklicherweise machen uns nur wenige Keime krank. Die meisten sind Partner, die es gut mit uns meinen. Das wusste bereits der russische Bakteriologe und spätere Nobelpreisträger Ilja Metschnikoff. Er berichtet in seinem Werk »The prolongation of life« bereits 1907 von dem positiven Einfluss milchsäureproduzierender Bakterien auf die Gesundheit und schreibt, dass die im Joghurt enthaltenen Milchsäurebakterien die natürlichen Abwehrkräfte des Körpers stärken und pathogene Keime im Darm bekämpfen. Leider blieben diese alten Erkenntnisse weitgehend vergessen. Trotz ihrer essentiellen Bedeutung für die Gesundheit des Menschen sind die bakteriellen Gemeinschaften in unserem Körper in vielen Aspekten noch unverstanden. Auch wenn viele probiotische Präparate heute mit positiven Gesundheitseffekten werben, sind alle Heilsversprechen derzeit noch mit großer Vorsicht einzuschätzen. »Die meisten probiotischen Präparate helfen uns nicht, sie überstehen nicht einmal die Magensäure« (Ted Dinan, Professor für Psychiatrie und Mikrobiomforscher am University College Cork in Irland).

8 Das angeborene Immunsystem: *Die Kontrolle des Metaorganismus*

Das Zusammenleben in diesem multiorganismischen Verbund läuft im Verborgenen ab, gesteuert durch unsichtbare Signale. Erst allmählich lernen Forscher, wie die einzelnen Mitglieder in diesem Verbund miteinander kommunizieren und wie das Kunststück »Koexistenz« gelingt. Sie nutzen dabei die Sprache der Chemie und die Komponenten des Immunsystems. Dabei werden Mikroben oder Teile von Mikroben (sogenannte »Mikrobenassoziierte Molekülmuster«, MAMPs) über Oberflächensensoren in der Zellmembran und auch Rezeptoren im Zellinneren erkannt (Abbildung 8). Das komplexe Gefüge der Wirte und ihren Partnern wird vor allem mit Hilfe der Toll-ähnlichen Rezeptoren (Toll-like receptors, TLR) permanent überwacht. Dockt ein Bakterium an einen TLR an, löst das eine Kette von Reaktionen aus und führt zur Aktivierung einer sogenannten »Signaltransduktionskette«. Am Ende sorgen Transkriptionsfaktoren dafür, dass Effektormoleküle wie die Immunbotenstoffe (Zytokine) oder auch kleine Eiweißmoleküle, sogenannte antimikrobielle Peptide (AMPs), hergestellt werden.

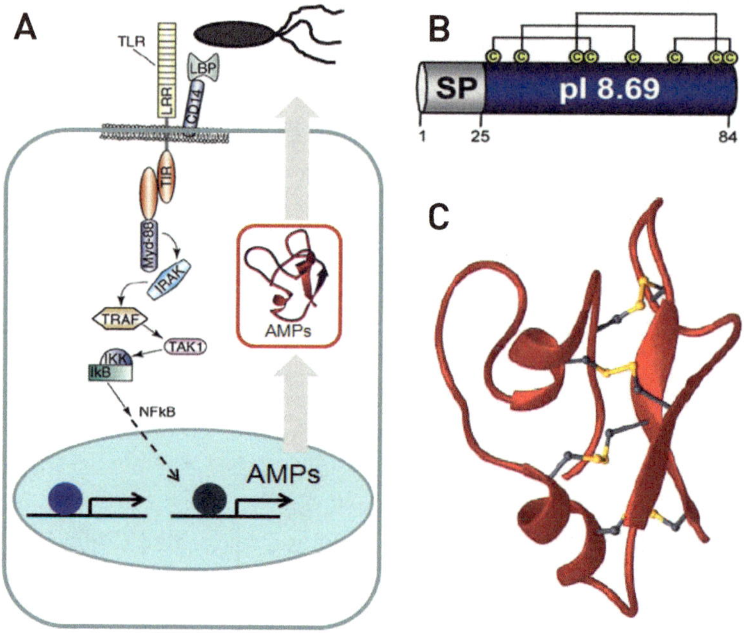

Abbildung 8 Mikroben werden über Oberflächensensoren in der Zellmembran und auch Rezeptoren im Zellinnern erkannt. A) Wesentliche Komponenten des angeborenen Immunsystems. Toll-like Rezeptoren (TLR) sind Komponenten des angeborenen Immunsystems, die für die Infektabwehr im Epithel essenziell sind und sich aus drei Untereinheiten zusammensetzen. Nach dem Kontakt mit Bakterien wird eine intrazelluläre Signalkaskade in Gang gesetzt, an deren Ende die Aktivierung von antimikrobiellen Peptiden (AMPs) steht. B) Das antimikrobielle Peptid (AMP) Hydramacin-1 aus Hydra. SP = Signalpeptid. Die acht Cysteine geben dem AMP die charakteristische dreidimensionale Faltung. C) Dreidimensionale Strukturinformation zu Hydramacin-1.

Die antimikrobiellen Peptide (**AMPs**) spielen eine Schlüsselrolle in der Interaktion zwischen Wirt und Bakterien (Abbildung 3, Abbildung 8). Dabei handelt es sich in der Regel um relativ kleine Eiweißmoleküle, die sich aus weniger als 100 Aminosäuren zusammensetzen und eine im Labor testbare antimikrobielle Aktivität besitzen. Allen antimikrobiellen Peptiden sind zwei Eigenschaften gemeinsam: Zum einen sind sie stark positiv geladen, zum anderen treten sie in einer charakteristischen dreidimensionalen Struktur (Abbildung 8 C) auf, die für den antibakteriellen Wirkungsmechanismus wichtig ist. Ein typisches Beispiel für ein AMP ist das Molekül Hydramacin-1 im Süßwasserpolypen Hydra (Abbildung 8 C). Die biochemische Analyse lässt ein Molekül erkennen, das in einer charakteristischen Weise gefaltet wird. Dank dieser Struktur kann das Molekül mit der Wand von Bakterienzellen interagieren und die Bakterien töten oder am Wachstum hindern.

Interessanterweise weisen die meisten AMP einer bestimmten Tiergruppe keinerlei Sequenzähnlichkeit zu Gensequenzen in anderen Organismen auf. Da diese Gene nicht auf einen gemeinsamen Vorläufer zurückzuführen sind, werden sie auch »verwaiste« Gene genannt. Ein weiteres Beispiel ist das Molekül Periculin-1, das seinen Namen vom lateinischen *Pericula*, die Gefahr, ableitet und von den Zellen sofort hergestellt wird, sobald »Gefahr« in Form von abiotischem (zum Beispiel Schwermetalle oder Gifte) oder biotischem (zum Beispiel Krankheitserreger) Stress droht. Ein vergleichbares Molekül wurde bislang noch in keiner Datenbank der Welt entdeckt. Es stellt sich heraus, dass jede Tier- (und vermutlich auch Pflanzengruppe) solche »verwaisten« Gene beinhaltet, die aufgrund ihrer Struktur und Wirkungsweise als AMP klassifiziert werden müssen. Ausschließlich in Fliegen findet man beispielsweise das Molekül »Diptericin«. Das antimikrobielle Peptidmolekül »Psoriasin« kommt nur in den Epithelien der Säugetiere vor. Wir vermuten, dass verwaiste Gene vor allem bei der kurzfristigen Anpassung eines Organismus an neue Gegebenheiten oder Anforderungen eine Rolle spielen. Dies können zum Beispiel sich verändernde Klima- und Umweltbedingungen sein und die damit verbundene Notwendigkeit, mit Hilfe von artspezifischen Molekülen die Zusammensetzung des spezifischen Mikrobioms zu kontrollieren.

Toll-ähnliche Rezeptoren und antimikrobielle Peptide sind wichtige Komponenten des angeborenen Immunsystems, das als ein Arsenal von uralten Abwehrmechanismen die »erste Verteidigungslinie« darstellt, die sich bei allen Tieren findet. Ist dieses uralte und effektive Immunsystem entstanden, um eindringende Pathogene zu vernichten? Oder kommt ihm eine allgemeinere Funktion bei der Regulation der vielfältigen Interaktionen in einem Metaorganismus zu? Die Erkenntnis, dass stammesgeschichtlich alle vielzelligen Organismen in einem Meer voller Mikroben entstanden und auch heute ständig von einer Vielzahl an Mikroben umgeben sind und dass jeder Wirt »seine« ganz spezifische Mikrobiota formt (Kapitel 7), lässt uns vermuten, dass dem angeborenen Immunsystem insbesondere bei dieser Auswahlrolle eine entscheidende Funktion zukommt. Experimentelle Hinweise in Hydra-Polypen, die eine vergleichsweise geringe Komplexität der mikrobiellen Gemeinschaften haben, unterstützen diese Vermutung. Während der Embryogenese produzieren Hydra-Embryonen das bereits erwähnte hoch wirksame antibakterielle Peptid Periculin. Um zu untersuchen, welche Rolle Periculin als Komponente des angeborenen Immunsystems während der Embryogenese spielt, stellten wir mit gentechnischen Tricks Tiere her, die weitaus mehr Periculin produzieren als normal. Dies führte aber entgegen unserer Erwartung nicht zum Verschwinden der Mikrobiota, sondern zu einer drastischen Änderung der Zusammensetzung der mikrobiellen Gemeinschaft. Es scheint also, dass diese vom Wirt produzierten Peptide wesentlicher Bestandteil der inter-spezifischen Kommunikation zwischen Wirt und assoziierten Mikroben sind und dazu beitragen, das empfindliche Gleichgewicht im Metaorganismus zu regulieren. Offensichtlich benutzt der Wirt dieses und ähnliche Moleküle, um zu kontrollieren, welche Mikroben in welcher Menge das Gewebe besiedeln dürfen. Ändert sich das Gleichgewicht von Wirt und Mikroben, kann der bakterielle Schutzschild an Wirksamkeit verlieren und potenziell gefährliche Mikroben können Gelegenheit zur Kolonisierung und Ausbreitung bekommen. Evolutionär betrachtet kann dieser modulare Aufbau eines Organismus aus vielen Mitspielern aber auch eine Chance sein, mit neuen Partnern neu entstandenen Lebensbedingungen gegenüber gewappnet zu sein.

Nicht nur der Darm, auch unsere Hautzellen nutzen antimikrobielle Peptide, um die mit dem Epithel assoziierten Mikroben zu kontrollieren. Genetisch bedingte Störungen in der Synthese von AMP können schwere Krankheiten nach sich ziehen. Bei manchen Patienten mit der chronischen Darmkrankheit Morbus Crohn konnte die Arbeitsgruppe von Jan Wehkamp im Robert-Bosch-Institut in Stuttgart eine verminderte Produktion des antimikrobiellen Moleküls »Defensin (HD-5)« im Darm nachweisen. Dadurch ändert sich die Bakteriengemeinschaft auf der Schleimhaut des Darms und Bakterien können direkt in die Schleimhaut eindringen. Nur als Folge davon, nicht als Ursache dafür, kommt es zur Aktivierung von Entzündungszellen und den klinischen Symptomen einer chronischen Entzündung.

Auch bei vielen entzündlichen Hauterkrankungen kommt es zu Veränderungen der Synthese von AMP, so beispielsweise bei der Schuppenflechte (Psoriasis) zu einer vermehrten Expression des antimikrobiellen Peptids »Cathelicidin«. Interessanterweise hat die Arbeitsgruppe von Jens Schröder an der Hautklinik in Kiel beobachtet, dass ein weiteres von Hautzellen hergestelltes AMP, das Protein Psoriasin, bei Patienten mit Schuppenflechte in aktiven Psoriasis-Ausbruchstellen erhöht auftritt und auf der gesunden Haut immer dort in hohen Konzentrationen gefunden wird, wo auch die höchste Bakteriendichte aufzuweisen ist. Jens Schröder und seine Mitarbeiter vermuten daher, dass die auf unserer Haut lebenden Bakterien lokal die Psoriasin-Bildung und damit die Herstellung eines quasi natürlichen Desinfektionsmittels anregen, das unsere Haut vor Infektionen mit Krankheitserregern schützt.

Antimikrobielle Peptide gelten als neue Generation von Antibiotika, weil sie unter gewissen Umständen auch antibiotikaresistente Bakterien abtöten, wie beispielsweise multiresistente Staphylococcus aureus. In der Natur werden diese Moleküle aber offensichtlich als Feinregulatoren eingesetzt, die den Metaorganismus mit seinem komplexen Gemisch aus Bewohnern in Balance halten. Wird diese Homöostase zum Beispiel durch Defekte in Komponenten des angeborenen Immunsystems gestört, führt dies unmittelbar zu Krankheitserscheinungen. Antimikrobielle Peptide sind damit wichtige Kommunikationsmoleküle im Metaorganismus und haben eine regulierende Funktion bei der Aufrechterhaltung des Gleichgewichtszustandes zischen Wirt und Mikroben.

Diese Befunde werfen ein ganz neues Licht auf das uralte Immunsystem. Bisher standen stets die krankheitserregenden Bakterien und die molekularen Wechselwirkungen zwischen dem Infektionserreger und dem Wirt im Fokus der mikrobiologischen Forschung. Das Immunsystem galt ausschließlich als Abwehrsystem gegen Krankheitserreger. Zwischenzeitlich stellte sich heraus, dass die allermeisten der uns besiedelnden Mikroben keine Krankheitserreger sind. Im Gegenteil, wir brauchen sie für die Entwicklung und – wie oben am Beispiel des Mund-Soor dargestellt – auch zum Schutz vor möglichen infektiösen Erregern. Diese Feststellung und die mannigfach beobachtbaren Interaktionen zwischen dem angeborenen Immunsystem und den symbiontischen Bakterien regen an, den evolutionären Ursprung des Immunsystems zu überdenken. Entstand das Immunsystem, um Krankheitserreger abzuwehren? Oder ermöglicht es uns, bestimmte Mikroben auszuwählen und mit ihnen ein Leben lang in stabiler Partnerschaft zu leben? Die Tatsache, dass antimikrobielle Peptide keinesfalls als reine »Killer« auftreten, sondern im Tier- wie offensichtlich auch im Pflanzenreich eine entscheidende Rolle bei der Aufrechterhaltung einer spezifischen Bakteriengemeinschaft spielen, legt nahe, dass Komponenten des angeborenen Immunsystems seit Beginn der Stammesgeschichte wesentlich an der Interaktion von Wirt und Mikroben beteiligt waren. Es ist daher an der Zeit, nicht nur den Krankheitserreger und den Wirt zu untersuchen, sondern auch die Rolle der mit dem jeweiligen Wirt stabil assoziierten Bakterien zu durchleuchten.

9 Das Mikrobiom: *Ein vergessenes Organ*

Warum sind vielzellige Organismen mit jeweils sehr spezifischen Mikroben assoziiert? Welche Aufgaben erfüllen diese Mikroben im Wirt? Antworten können Tiere geben, die vollkommen keimfrei aufgezogen und anschließend mit einzelnen Mikrobenarten besiedelt werden.

Untersuchungen in keimfrei aufgezogenen und gehaltenen Tieren haben gezeigt, dass die Beiträge der Mikroben zu unserer Gesundheit von einer effizienten Nährstoff-Verwertung und Kontrolle von Krankheitserregern bis zur Auslösung von Entwicklungsprogrammen und der Gestaltung unseres Immunsystems reichen. Störungen dieser partnerschaftlichen Beziehung haben bei Wirbellosen wie beim Menschen erhebliche Konsequenzen. Antibiotika zerstören nicht nur die Vielfalt der Bakterien im Darm oder Mundbereich; sie fördern auch die Ausbreitung von krankheitsverursachenden Keimen. Eine Abnahme der Vielfalt der Bakteriengemeinschaft im Darm kann die Entstehung entzündlicher Darmerkrankungen nach sich ziehen. Als Regel gilt heute, dass eine geringe Vielfalt an Mikroben im Metaorganismus immer schlecht und mit vielen Krankheiten assoziiert ist. Studien von Gloria Dominguez-Bello und ihrem Team an Ureinwohnern wie den Hadza in Tansania und den Yanomami im venezolanisch-brasilianischen Urwald haben gezeigt (Clemente et al 2015), dass unser modernes Mikrobiom erheblich an Vielfalt verloren hat. Ob und wie wir diese jemals wiederherstellen können, wird zukünftige Forschung zeigen.

Das mit Abstand am dichtesten besiedelte Habitat des menschlichen Körpers ist der Darm, wobei die Mikroorganismen eine Biomasse von bis zu 1,5 kg ausmachen und mehr als 1.000 Bakterienspezies angehören. Die Summe der mikrobiellen Gene übersteigt die des menschlichen Genoms um ein Vielfaches und verleiht den Darmbakterien eine immense metabolische Kapazität, sodass viele Wissenschaftler die Bakteriengemeinschaft im Darm mittlerweile als eigenständiges Organ betrachten, dessen gesundheitliche Bedeutung weit über den Darm hinausgeht. Die Darmmikrobiota erhöht nicht nur die Verdauungskapazität des menschlichen Wirtes, indem sie unverdauliche Nahrungsbestandteile zu kurzkettigen Fettsäuren wie Butyrat, Propionat und Acetat fermentiert, sondern ist auch untrennbar mit der Funktion des Immunsystems verknüpft. Bedenkt man, dass der Darm mit einer Oberfläche von mehr als 100 m^2 die größte Kontaktfläche des Körpers zur Außenwelt darstellt, überrascht es nicht, dass hier etwa zwei Drittel aller Abwehrzellen lokalisiert sind. Mittlerweile weiß man, dass die Mikrobiota bei der Entwicklung und Regulierung des mit der Schleimhaut des Darms (Mukosa) assoziierten Immunsystems eine tragende Rolle spielt und zu der Aufrechterhaltung der Schleimhautbarriere beiträgt. Zudem können Darmbakterien und auch ein kürzlich neu entdecktes Bakterium in der Nasenschleimhaut antimikrobielle Substanzen produzieren und damit fremde Bakterien an der Besiedlung des Darmepithels hindern.

Daneben haben diese Darmbakterien auch direkten Einfluss auf die Entwicklung des Darmes und die Erneuerung des Darmepithels. Laborversuche mit Fischen, Fliegen und Mäusen haben gezeigt, dass Darmbakterien direkten Einfluss auf die Zellteilung und Differenzierung der Darmepithelzellen haben. Symbiontische Bakterien der Spezies Bacteriodetes fragilis spielen ferner bei der Entwicklung des Immunsystems eine wichtige Rolle.

Bakterien schützen nicht nur, sie greifen auch direkt in die Entwicklung und das Verhalten von Tieren ein. Margret McFall-Ngai und Edward Ruby von der Universität Madison, Wisconsin/USA, konnten bereits vor Jahren zeigen, dass der kleine Tintenfisch Euprymna scopoles in seinem Leuchtorgan Bakterien der Art Vibrio fischeri beherbergt, die Biolumineszenz-Licht erzeugen können. Dieses Licht dient den Tintenfischen während des Fressens als eine Art Scheinwerfer. Gleichzeitig hilft es, den auffälligen Schatten, den die Tiere auf dem Meeresboden erzeugen, aufzuhellen und damit weniger deutlich sichtbar zu machen. Der Tintenfisch muss dafür allerdings zunächst im Plankton spezifisch die Vibrio fischeri Bakterien anlocken und von den mehr als 1800 anderen Arten unterscheiden. Das Immunsystem des Tintenfisches muss dann lernen, die neuen Partner zu tolerieren, und schließlich muss das Wachstum von Wirt und Bakterienzellen koordiniert werden. Die Symbiose zwischen dem Tintenfisch und den leuchtenden Bakterien ist daher ein Paradebeispiel für eine gelungene zwischenartliche Kommunikation. McFall-Ngai und Ruby, die heute an der Universität in Hawaii arbeiten, haben gezeigt, dass die Symbiose mit den Leuchtbakterien in jeder Tintenfischgeneration neu etabliert werden muss. Direkt nach dem Schlüpfen pumpen die Tintenfische Meerwasser durch ihre Mantelhöhle am noch unreifen Leuchtorgan vorbei. Ein schleimproduzierendes Flimmerepithel auf dessen Oberfläche filtriert die Bakterien aus dem Wasser. Sie wandern dann über Poren ins Innere des Leuchtorgans und gelangen durch ein Gangsystem in die sogenannten Krypten. In diesen blind endenden Kammern vermehren sich die Leuchtbakterien und beginnen ab einer gewissen Zelldichte zu leuchten. Sobald das Leuchtorgan stabil besiedelt ist, beginnt ein unumkehrbarer Reifungsprozess, bei dem das Flimmerepithel schließlich abgebaut wird. Interessanterweise wird dieser Entwicklungsprozess durch die Bakterien selber verursacht. Bestandteile ihrer Zellmembran, die wir in Kapitel 8 schon als MAMPs (Mikrobenassoziierte Molekülmuster) kennengelernt haben, binden an Rezeptoren auf den Empfängerzellen des Tintenfischgewebes (Abbildung 8). Dies löst eine Reaktionskette aus, die schließlich zum Abbau des Flimmerepithels führt.

Nicht nur der Tintenfisch, auch die meisten anderen Tiere werden von zahllosen Mikroorganismen besiedelt, die nützliche Funktionen für ihre Wirte übernehmen. Im Gegenzug stellt ihnen der Wirt geeignete Lebensbedingungen zur Verfügung. Marine Würmer zum Beispiel sind vollgestopft mit Bakterien, die man in dieser Dichte niemals im freien Wasser findet. Die Würmer haben komplexe Mechanismen entwickelt, ihre Bakterien über die Generationen hinweg zu behalten. Warum wohl? Olavius algarvensis zum Beispiel, ein mariner »Oligochaet« oder »Wenigborster« im sandigen Meeresboden vor der Mittelmeerinsel Elba, hat nicht nur sein Verdauungssystem komplett reduziert, hat also weder Mund, Magen noch Darm, sondern besitzt auch keine nierenähnlichen Ausscheidungsorgane. Energiegewinnung und Abfallentsorgung wurden an mikrobielle Partner ausgelagert. Nicole Dubilier und ihre Mitarbeiter vom Max-Planck-Institut in Bremen erforschen seit Jahren dieses wunderbare Beispiel für »Outsourcing« und konnten in einer Metagenom-Analyse zeigen, dass zwei Schwefelbakterien

(Schwefeloxidierer) und zwei Bakterienarten, die Sulfat (Schwefelsäure) verstoffwechseln können (Sulfratreduzierer), gemeinsam in dem Wurm vorkommen. Die Sulfatreduzierer produzieren reduzierte Schwefelverbindungen, die die Schwefeloxidierer als Energiequelle verwenden können. Alle vier Symbionten können ferner, ähnlich wie Pflanzen, Kohlendioxid fixieren. Der Wurm besitzt also ein regelrechtes endosymbiotisches Kraftwerk und kann damit begrenzte Ressourcen durch das Zusammenwirken von aufeinander abgestimmten Mikrobengemeinschaften auf kleinstem Raum effizient nutzen.

Ich werde später darlegen, dass jüngste Verhaltensstudien von Mäusen, die in Abwesenheit von Bakterien aufgezogen wurden, darauf hindeuten, dass Bakterien über die Expression spezifischer neuronaler Gene das Verhalten beeinflussen. Offenbar haben viele, wenn nicht die meisten Tiere Signale, die für ihre eigene Entwicklung wichtig sind, auf Mikroben, die mit ihnen in engster Partnerschaft leben, »ausgelagert«.

In manchen Tieren wie dem erwähnten kleinen Tintenfisch hängt daher sogar die Bildung ganzer Organe von der Anwesenheit von Bakterien ab. Dies gilt weitgehend jedenfalls auch für den Darm der Wirbeltiere. Sowohl bei Säugetieren wie auch beim Fisch entwickelt sich der Darm zunächst in einer keimfreien Umgebung. Die endgültige Reifung und Differenzierung hängt dann allerdings in starkem Maße von der Anwesenheit von Bakterien im Darm ab. Um den Beweis zu führen, dass Bakterien tatsächlich eine aktive Rolle bei der Darmentwicklung spielen, haben Forscher an der University von Oregon Zebrafische zunächst vollkommen keimfrei gemacht. Den Zebrafisch haben sich die Wissenschaftler als Modellorganismus ausgesucht, weil dort die Darmentwicklung in der Fischlarve zwar sehr ähnlich zu der im Säugetierembryo abläuft, die Zebrafischlarve aber vollkommen transparent ist und wichtige zelluläre Prozesse daher direkt und unmittelbar in An- oder auch Abwesenheit von Bakterien studiert werden können. In keimfreien Fischen, ähnlich übrigens wie in keimfreien Mäusen, laufen eine ganze Reihe von Lebensprozessen einschließlich der Verwertung von Nahrung und der Entwicklung des Immunsystems nicht normal ab. Dazu kommt, dass die Schleimhaut des Darms, die normalerweise ständig durch Stammzellen erneuert wird, in der Abwesenheit von Bakterien sich nur wenig regeneriert. Da die Darmschleimhaut ständig potentiell stark toxischen Substanzen ausgesetzt ist, kommt ihrer kontinuierlichen Erneuerung bei der Aufrechterhaltung eines gesunden Darmsystems eine große Bedeutung zu. Um herauszufinden, wie die Bakterien mit den Darmzellen kommunizieren, haben die Forscher um Karen Guillemin in Oregon die genetische Ausstattung von Fischen, die in Abwesenheit von Bakterien gehalten wurden, mit solchen Fischen verglichen, denen nachträglich die normale Darmflora zurückgegeben wurde. Der Vergleich zeigte, dass die Darmzellen auf die Anwesenheit von Bakterien mit der Aktivierung von ganz bestimmten Genen reagieren und damit die Kommunikation mit den Darmbakterien herstellen. Einige dieser Gene reagieren sehr spezifisch auf einzelne Bakterienarten, andere dagegen werden allgemein aktiviert, wenn Darmbakterien anwesend sind. Da ähnliche Gene wie im Zebrafisch auch im Mäusedarm auf die Anwesenheit von Mikroben reagieren, scheint es sich auch hier wieder um eine stammesgeschichtlich uralte Form der Kommunikation zwischen Wirt und symbiotischen Bakterien zu handeln.

Durch Verwendung von fluoreszenz-markierten Bakterien konnten die Forscher die unsichtbaren Mikroben sichtbar machen und damit herausfinden, wann während der Darmentwicklung die Bakterien wichtig werden. Die Bakterien besiedeln den noch unreifen Darm kurz nach dem Schlüpfen aus dem Ei und unmittelbar vor der endgültigen Ausdifferenzierung, die etwa 70 Stunden nach Befruchtung stattfindet. Fehlen die Bakterien, kommt die Entwicklung des Darms zum Stillstand und die Tiere zeigen Probleme bei der Nahrungsaufnahme. Bakterien üben also während der späten Embryonalentwicklung eine wichtige Rolle aus. Interessanterweise können alle diese Defekte vollkommen rückgängig gemacht werden, wenn man den Larven zum kritischen Zeitpunkt ihre Darmflora zurückgibt. Auch hier spielen ähnlich wie beim Tintenfisch stammesgeschichtlich konservierte Bestandteile der bakteriellen Zellwand wie die Lipopolysaccharide (LPS) (siehe Abbildung 8) eine entscheidende Rolle bei der Kommunikation zwischen Wirt und Symbiont. Die bakterielle Kolonisierung ist daher für die terminale Differenzierung des Verdauungstraktes von großer Bedeutung.

Ihre Experimente mit keimfrei aufgewachsenen Zebrafischen haben den amerikanischen Biologen um Karen Guillemin von der University of Oregon in Eugene noch eine weitere wichtige Rolle der Darmbakterien aufgezeigt: Bestimmte Typen von Bakterien haben einen großen Einfluss auf die Gesundheit ihres Wirtes, selbst wenn sie nur in ganz geringer Zahl vorhanden sind. Um dies herauszufinden, haben die Forscher untersucht, wie das Immunsystem auf einzelne Arten von Darmbakterien reagiert. Dazu übertrugen sie entweder nur eine Mikrobenart oder aber ein Gemisch weniger Spezies in den zunächst sterilen Darm der Fische. Bakterien der Gattung Shewanella, die nur einen geringen prozentualen Anteil der gesamten Darmkeime ausmachten, hatten dabei einen starken entzündungshemmenden Effekt. Dieser neutralisierte die Wirkung einer Überzahl anderer Bakterien, die Entzündungen auslösten.

Die Arbeiten am Modellorganismus Zebrafisch sind ein überzeugendes Beispiel, wie an einfachen Versuchstieren allgemein gültige Konzepte und Regeln entdeckt werden können, wie das Wirt-Mikroben-Ökosystem in seinen Grundprinzipien funktioniert. Es kommt offensichtlich auf ganz bestimmte Schlüssel-Spezies an, die selbst in geringer Keimzahl einen großen Einfluss haben können. Die Biologen übertrugen Bakterien unterschiedlicher Arten, die auch natürlicherweise den Darm von Zebrafischen besiedeln, in den Darm keimfreier Tiere. Als alleiniger Darmbewohner aktivierten Bakterien der Gattung Vibrio zahlreiche Immunzellen und verursachten eine starke Entzündung. Bestand die Darmflora aber zu 90 Prozent aus Vibrio und zu 10 Prozent aus Shewanella-Bakterien, blieben diese Reaktionen aus. Die Shewanella-Keime setzten noch nicht identifizierte Wirkstoffe frei, die Entzündungsreaktionen dämpften.

Solche für die Darmgesundheit entscheidenden Bakterienarten gibt es auch beim Menschen. Ihr Fehlen kann daher eine Ursache von Krankheiten sein, zu denen nicht nur chronisch-entzündliche Darmerkrankungen, sondern auch Diabetes und Fettleibigkeit zählen. Wenn es gelingt, diese Schlüssel-Keime der menschlichen Darmflora zu identifizieren, wäre eine Behandlung mit den entsprechenden »probiotischen« Bakterien möglich. In eine ähnliche Richtung weisen auch Untersuchungen von Harry Sokol vom Institut National de la Recherche Agronomique in Jouy-en-Josas, Frankreich, die 2008 zum ersten Mal verminderte Zellzahlen des natürlichen Darmbakteriums »Faecalibacterium prausnitzii« mit der entzündlichen Darmerkrankung Morbus Crohn in Verbindung gebracht haben. Das Bakterium befindet sich im hinteren Darmabschnitt in einem praktisch sauerstofffreien (d.h. anaeroben) Lebensraum. Neuere Untersuchungen zeigen, dass dieser mikrobielle Darmbesiedler zwar nur fünf Prozent der Darmkeime gesunder Menschen ausmacht, aber sehr effizient entzündungsfördernde Botenstoffe blockiert und damit möglicherweise das Risiko einer Darmentzündung senken kann. Da F. prausnitzii strikt anaerob ist, ist eine Kultivierung sehr schwer, was zur Folge hat, dass über deren Schutzmechanismus nur wenig bekannt ist. F. prausnitzii produziert Buttersäurederivate wie Butyrate, welche essentiell für die Darmaktivität sind. Butyrate spielen eine wichtige Rolle für den Stoffwechsel der Dickdarmschleimhaut, besitzen entzündungshemmende Eigenschaften und halten die Aktivität der bakteriellen Enzyme und somit die Funktionsabläufe im Dickdarm aufrecht. Veränderungen in der Anzahl an F. prausnitzii weisen auf Gleichgewichtsstörungen der Darmflora hin. Eine signifikant geringere Anzahl an F. prausnitzii wurde bei Patienten mit Diabetes und mit chronisch entzündlichen Darmerkrankungen (Morbus Crohn, Colitis ulcerosa, IBS) beobachtet.

Abschließend bleibt noch anzufügen, dass auch die schon »klassische« Entdeckung im Labor von Jeff Gordon, Fred Bäckhed und Rob Knight, dass es eine Verbindung zwischen Fettleibigkeit und Darmbakterien gibt, die Bedeutung des Mikrobioms unterstreicht. Seit Langem wird ein Zusammenhang zwischen Zusammensetzung und Funktion von Darmmikrobiom und Fettstoffwechsel vermutet. Mittlerweile berichten auch zahlreiche Studien, dass es solche Interaktionen gibt. Die Untersuchungen zeigen aber in vielen Fällen ein grundsätzliches Problem der Mirkobiomforschung auf: Es ist ausgesprochen schwierig, eine Ursache-Wirkungs-Kette zu beweisen. Genau dies gelang Jeff

Gordon und seinen Kollegen: Sie haben keimfreien, normalgewichtigen Mäusen die Darmbakterien übergewichtiger Mäuse übertragen und eindeutig festgestellt, dass diese dann zunehmen. Das funktioniert sogar artübergreifend: Überträgt man solchen Mäusen die Darmbakterien übergewichtiger Menschen, nehmen sie ebenfalls zu. Bislang ist es leider noch nicht gelungen, Mäuse mit Hilfe von Darmbakterien abnehmen zu lassen, aber das ist langfristig das Ziel. Dass mit solchen und ähnlichen Untersuchungen völlig neue Methoden der Diagnose und Therapie entwickelt werden können, liegt auf der Hand.

10 Das Mikrobiom und Stammzelldifferenzierung: *Was haben sie gemeinsam?*

Der winzige Süßwasserpolyp Hydra (Abbildung 6) gehört zu den wenigen Tieren, deren Sterblichkeit sich über das ganze Leben nicht verändert. Hydra zeigt keinerlei Alterungsprozesse und gilt daher als potenziell unsterblich. Dieses vermeintliche Paradox eines unsterblichen Organismus hat eine relativ einfache biologische Erklärung: In Hydra erfolgt die Vermehrung ausschließlich ungeschlechtlich durch Knospung (siehe Abbildung 6 und 7B). Diese Art der Vermehrung setzt voraus, dass jeder individuelle Polyp ständig eine Fülle von Stammzellen bereithält, die sich ständig teilen können und mit denen die neuen Knospen ausgestattet werden können. Alle Zelltypen in Hydra entspringen drei voneinander unabhängigen Stammzelllinien. Da ein Großteil der Zellen, insbesondere im Rumpfbereich, Stammzellcharakter hat, macht der Anteil der Stammzellen in Hydra einen viel größeren Prozentsatz als beispielsweise im Darmepithel des Menschen aus. Und da anders als beim Menschen die Stammzellen der Hydra weder ihre Fähigkeit, sich zu teilen, noch ihre Funktionsfähigkeit jemals verlieren, erscheinen die Tiere potentiell unsterblich. Gibt es Moleküle in der Erbinformation, die dafür verantwortlich sind?

Cynthia Kenyon von der University of California in San Francisco hat im Jahr 1993 in einer spektakulären Studie gezeigt, dass sich das Leben von Fadenwürmern durch eine einzige Mutation verdoppeln lässt. Einer der entscheidenden Faktoren dabei ist ein Transkriptionsfaktor (siehe Glossar), der als »FoxO Transkriptionsfaktor DAF-16« seit der Entdeckung von Cynthia Kenyon in der Altersforschung Furore gemacht hat. Das Molekül wird durch Signalmoleküle wie Insulin und Insulin-ähnliche Wachstumsfaktoren gesteuert und hat Einfluss auf die Aktivität einer Fülle weiterer Gene, die die Lebensdauer der Wurmzellen maßgeblich beeinflussen können. Aber nicht nur die Lebensspanne des Fadenwurms hängt zumindest teilweise von der Aktivität dieses Moleküls ab. Auch beim Menschen scheint die Molekülvariante FoxO3A eine wichtige Rolle zu spielen. Menschen, die das biblische Alter von 100 Jahren überschritten haben, tragen auffallend oft eine Sequenzvariation des Gens FoxO3A im Erbgut. Mithilfe von vergleichenden Genomanalysen von hunderten hochalten sowie jüngeren Probanden konnte bereits vor Jahren unter anderem von einer Forschergruppe um Almuth Nebel und Friederike Flachsbart an der Universität Kiel gezeigt werden, dass diese Genvariante eine hohe Lebenserwartung beeinflusst. FoxO3A gilt daher beim Menschen als sogenanntes »Langlebigkeitsgen«. Bei den anderen Gen-Mitgliedern der FoxO-Familie lässt sich dieser Zusammenhang nicht feststellen. Wie genau diese FoxO3A-Genvariante zur Langlebigkeit beiträgt, ist noch unklar und wird aktuell in verschiedenen Arbeitsgruppen untersucht. Da sich das Molekül von Umweltfaktoren in seiner Aktivität beeinflussen lässt, wird einmal mehr deutlich, dass der Mensch viele Faktoren seines Alterns selbst beeinflussen kann.

Beim Bemühen, Licht in das Rätsel der unbegrenzten Teilungsfähigkeit der Stammzellen von Hydra zu bringen, sind wir eher zufällig auch in Hydra auf das Langlebigkeitsgen FoxO-Gen gestoßen und haben seine eminent wichtige Rolle aufgedeckt. Durch einen Vergleich der aktiven Gene der verschiedenen Stammzelltypen (zum Beispiel Epithel-Stammzellen, interstitielle Stammzellen) hofften wir herauszufinden, welche Gene für die unbegrenzte Teilungsfähigkeit verantwortlich sind. Dazu haben wir alle drei Stammzelllinien genetisch mit dem Reporterprotein GFP (grün fluoreszierendes Protein) markiert (Abbildung 7), durch einen sogenannten Fluoreszenz-aktivierten Zellsortierer isoliert und anschließend im Hochdurchsatzverfahren sequenziert. Das FoxO-Gen fiel uns in diesem vergleichend-quantitativen Ansatz auf, weil es zur molekularen Signatur aller drei Stammzellpopulationen gehörte.

Um die Funktion des potentiellen Langlebigkeitsgens FoxO in Hydra zu untersuchen – und so besser zu verstehen, ob und ggf. welche Rolle es bei den Alterungsprozessen des Menschen spielt –, stellten wir mit gentechnischen Methoden Tiere her, die entweder besonders viel von diesem Molekül herstellten oder sehr wenig davon. Eine erhöhte Produktion von FoxO führt zu einer verstärkten Zellteilung und bringt selbst ausgereifte Zellen wie Nervenzellen dazu, einen Stammzellcharakter anzunehmen. In Tieren, in denen das FoxO-Gen weitgehend ausgeschaltet ist, verringert sich dagegen entsprechend die Rate der Zellteilung. Das alles war nicht weiter überraschend; es unterstrich allerdings sehr drastisch die stammesgeschichtlich konservierte und daher wichtige Rolle dieses Steuerungsmoleküls bei der Kontrolle des Stammzellwachstums.

Völlig überraschend für uns war aber die Entdeckung, dass in Tieren, in denen das Langlebigkeitsgens FoxO weitgehend ausgeschaltet war, nicht nur das Stammzellverhalten, sondern zusätzlich auch das angeborene Immunsystem und die mikrobielle Besiedelung betroffen war. Die Doktorandin Anna Marei Böhm konnte sehr überzeugend zeigen, dass insbesondere die antibakteriellen Peptide, mit denen die Tiere die Zusammensetzung des Mikrobioms kontrollieren (Kapitel 8), von der FoxO-Aktivität abhängig sind.

Wenn eine naturwissenschaftliche Entdeckung auf einen allgemein bedeutenden Zusammenhang hinweisen soll, müssen unabhängige Arbeiten an unterschiedlichen Versuchsobjekten zu gleichen oder sehr ähnlichen Schlussfolgerungen führen. So war es für uns ermutigend, dass Untersuchungen von Michael Hoch an der Universität Bonn gezeigt haben, dass nicht nur in Hydra, sondern auch in der Fruchtfliege Drosophila das Steuerungsmolekül FoxO in die Synthese der antimikrobiellen Peptide eingreift und dort je nach den vorherrschenden Umweltbedingungen den Immunstatus des Tieres moduliert. Damit ist klar, dass der Langlebigkeits- und Transkriptionsfaktor FoxO im tierischen Gewebe eine wichtige duale Funktion hat und ein Schlüsselmolekül ist, das eine Verbindung zwischen der Regulation des Gewebewachstums und dem Immunsystem herstellt (Abbildung 9).

Eine wesentliche Aufgabe des Darmepithels ist es, die für die Entwicklung und Gesundheit essentielle mikrobielle Darmflora zu kontrollieren. Eine veränderte FoxO-Aktivität führt damit nicht nur zu einer geänderten lokalen Mikrobiota, sondern auch

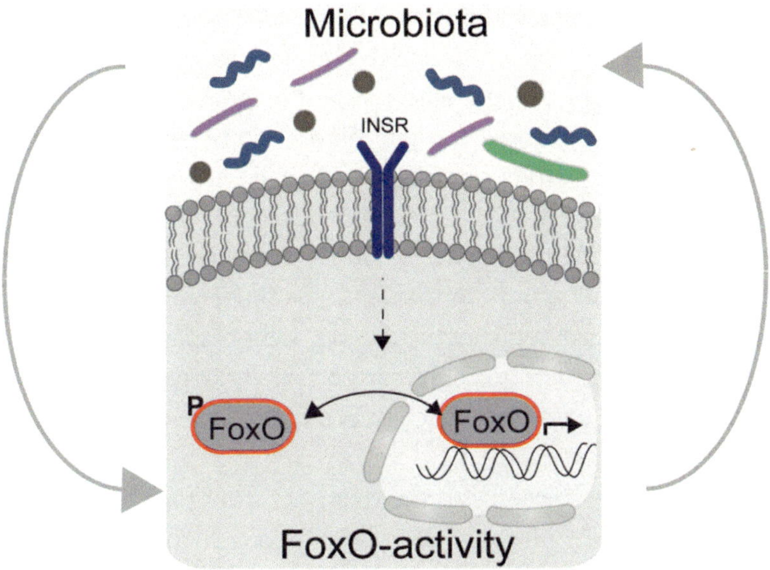

Abbildung 9 Die Regulation von Stammzellwachstum ist eng an die mikrobielle Umgebung gekoppelt. Einer der entscheidenden Faktoren dabei ist der Langlebigkeits- und Transkriptionsfaktor FoxO, der durch Phosphorylierung inaktiviert und im Zytoplasma festgehalten wird. Signale aus der Umwelt können diese Modifikation verhindern und zur Translokation von FoxO in den Zellkern führen, wo er eine Vielzahl von Zielgenen reguliert.

zu sekundären physiologischen Veränderungen. Und damit wird auch der Zusammenhang mit den Alterungsprozessen deutlich. Altersbedingte Veränderungen im Gewebe (z.B. reduzierte FoxO-Aktivität) haben unmittelbaren Einfluss auf die Mikrobiota. Veränderungen in der Mikrobiota wiederum sind an diversen Krankheitsbildern beteiligt, die im Alter vermehrt auftreten. Ein direkter Zusammenhang zwischen dem Alterungsprozess und dem FoxO-Gen wird damit sehr wahrscheinlich.

Hydra scheint mit seinem FoxO-Gen daher nicht nur das Geheimnis für ein langes, sondern auch für ein gesundes Leben zu hüten. Aber wie viel Hydra steckt im Menschen? Interessanterweise treten ähnlich drastische Veränderungen des Immunsystems wie bei den genetisch veränderten Hydren auch bei Menschen in hohem Alter auf. Mediziner bezeichnen dieses Phänomen als »immuno-aging«. FoxO ist daher mit großer Wahrscheinlichkeit ein entscheidender Einflussfaktor beim Altern – auch beim Menschen. Eine Aktivierung von FoxO hat damit prinzipiell das Potenzial, altersbedingte funktionelle Einschränkungen zu reduzieren und die Lebensspanne nicht nur von Zellen, sondern von Organismen zu verlängern.

Dreierlei wissenschaftliche Schlüsse lassen die neuen Erkenntnisse zu:

- Zum einen bestätigen sie, dass das FoxO-Gen eine entscheidende Rolle in der Erhaltung von Stammzellen und somit der Bestimmung der Lebensspanne spielt – vom ursprünglichen Nesseltier bis hin zum Menschen.
- Zum anderen verdeutlichen sie, dass der Alterungsprozess und die Langlebigkeit eines Organismus tatsächlich von zwei wesentlichen Faktoren abhängig sind: der Erhaltung von Stammzellen und der Aufrechterhaltung eines funktionellen Mikrobioms mit Hilfe des angeborenen Immunsystems.
- Und schließlich sind die Arbeiten ein überzeugendes Beispiel, wie ein Verständnis von grundlegenden Prozessen der Geweberegulation in einem stammesgeschichtlich alten Organismus in einen klinisch wichtigen Bezug gesetzt werden kann. Wir sind überzeugt, dass ein besseres Verständnis der Kommunikations- und Steuerungsprozesse zwischen Umwelt und FoxO-Gen hilfreich sein wird, neue Ansätze zu einem gesunden Altern zu entwickeln.

11 Der Einfluss der Mikroben: *Bestimmen sie, ob wir Krebs bekommen?*

Wenn der Stammzellfaktor FoxO nicht nur das Gewebewachstum kontrolliert, sondern über die antimikrobiellen Peptide auch Einfluss auf die Zusammensetzung der bakteriellen Besiedelung des Gewebes hat, stellt sich die Frage, was passiert, wenn die Gewebehomeostase im wahrsten Sinn des Wortes außer Kontrolle geraten ist und wir Krebs diagnostizieren. Dass das Mikrobiom unser Leben nicht unbeeinflusst lässt, liegt nach all dem, was wir bisher erfahren haben, nahe. Aber können Mikroben auch beeinflussen, ob wir Krebs bekommen? Einige Darmbakterien sind bei Patienten mit Kolorektalkarzinomen seltener, z.B. Clostridien, andere dagegen häufiger als bei Gesunden. So fand eine Forschergruppe um Jiyoung Ahn von der New York University School of Medicine bei Darmkrebspatienten häufiger Bakterien der Gattungen Porphyromonas und Fusobacterium. Die Wissenschaftler hatten in dieser Studie Stuhlproben von 47 Patienten mit Kolorektalkarzinomen und 94 gesunden Kontrollpersonen auf die Anwesenheit von Darmbakterien untersucht. Ob Fusobakterien bzw. möglicherweise pathogene Stämme dieser Bakterien auch ursächlich mit Darmkrebs in Verbindung zu bringen sind, muss die weitere Forschung nun zeigen. Aber dass eine enge Wechselwirkung zwischen der Darmschleimhaut (Mukosa) und den besiedelnden Bakterien besteht, steht außer Frage. In der Schleimschicht leben bestimmte Bakterien, die mit der gesunden Mukosa verbunden sind. Im Rahmen der Krebsentstehung kann es zu Störungen dieser Schleimschicht kommen, dadurch können andere Bakterien als die in gesunder Mukosa einen Wachstumsvorteil in dem betroffenen Areal finden. Außerdem üben bestimmte Bakterien direkten Einfluss auf die Erbsubstanz der Darmepithelzellen aus: In Zellkernen der Mukosa, die mit Helicobacter pylori infiziert war, haben Wissenschaftler chemische Veränderungen in der Erbsubstanz gefunden, die die selektive Nutzung bestimmter DNA-Bereiche erheblich beeinflussen. Wird in Tierexperimenten die Infektion durch Antibiotika saniert, können sich auch die chemischen Veränderungen in den Zellkernen der Epithelzellen wieder zurückbilden.

Derzeit geht man bei der bakteriellen Tumorigenese davon aus, dass Enddarmkrebs durch die lokale Besiedelung der Mukosa mit spezifischen Bakterien initiiert wird, den sogenannten Tumor-Treibern. Nachfolgende Veränderungen in der unmittelbaren Umgebung erlauben dann die Besiedelung mit opportunistischen »Mitläufer«-Bakterien, die den Fortschritt der Krankheit erleichtern. Die Bakterien müssen dazu interessanterweise in einem räumlich komplex strukturierten Biofilm organisiert sein. Auch wenn viele Einzelheiten noch nicht aufgeklärt sind: Die Bakterien des Darms haben sich mittlerweile als ein wichtiger Faktor bei der Entstehung und Manifestation von Enddarmkrebs erwiesen. Das Identifizieren von Treiber- und Mitläufer-Bakterien in Enddarmkrebs-Gewebe mag daher ein vielversprechender Weg sein, den Krebs frühzeitig zu diagnostizieren und möglicherweise auch präventiv einzugreifen.

Um diese Beobachtungen in einen evolutionsbiologischen Zusammenhang zu rücken: Auch bei unseren Untersuchungen am Modelltier Hydra haben wir vor Kurzem Tiere entdeckt, in denen eine fehlerhafte Stammzellfunktion zu Tumorwachstum führt. Dabei verlieren Zellen, die eigentlich zu Eizellen differenzieren sollen, die terminale Differenzierungsfähigkeit und können sich nicht fertig entwickeln. Die Zellen verharren in einem unreifen Zustand im Gewebe, können offenbar auch durch die Zelltod-Maschinerie nicht mehr entfernt werden und bilden in der Gewebeschicht große Zellhaufen, die sich als Gewebewucherung oder eben Tumore darstellen. Transplantiert man solche Zellen in gesundes Gewebe, wandern sie dort sofort ein und bilden neue Tumore.

Hydra-Gewebe, das zur Tumorbildung neigt, unterscheidet sich in vielerlei Hinsicht in seiner genetischen Ausstattung von gesundem Gewebe. Dabei sind insbesondere die genetischen Anleitungen für das Zelltod-Programm sowie Zell-Kommunikationswege wie auch sogenannte »Onkogene«, Gene, die bei Wirbeltieren immer mit der Krebsentstehung assoziiert werden, betroffen. In unserem Zusammenhang hier ist von besonderem Interesse, dass diese Veränderungen auch mit einer drastischen Veränderung der besiedelnden Mikroben einhergehen. Wir finden in Tumorgewebe Bakterien aus der großen Gruppe der Spirochaeten, die wir in gesundem Gewebe niemals entdecken. Ob hier ein kausaler oder »nur« ein korrelativer Zusammenhang besteht, müssen weitere Untersuchungen zeigen. Die Beobachtungen zeigen also nicht nur, dass Krebswachstum bereits zu Beginn der tierischen Stammesgeschichte in den evolutionär ältesten Organismen auftritt. Die Beobachtungen weisen auch auf die wichtige Rolle des Mikrobioms bei der Aufrechterhaltung der Gewebehomöostase und Integrität hin. Sollte sich in der Tat herausstellen, dass bestimmte Bakterien zur Entstehung von Tumoren beitragen, hätte auch dies enorme Konsequenzen für die Diagnostik und Prävention.

12 Ein neues Frontgebiet der Forschung: *Die Darm-Mikrobiom-Hirn-Achse*

Wir haben bereits gehört (Kapitel 9), dass es einen direkten Zusammenhang zwischen der Zusammensetzung der Bakterien im Darm und Fettleibigkeit gibt. Eine zunehmende Zahl von Neurowissenschaftlern findet in jüngster Zeit Interesse am Konzept des Metaorganismus und untersucht, wie das Darm-Mikrobiom die Gehirnentwicklung und insbesondere unser Verhalten beeinflusst. Durch diese Forschungsarbeiten wissen wir mittlerweile, dass mikrobielle Signale an das Gehirn zum Beispiel auch das Körpergewicht kontrollieren. Erstaunlicherweise sind es die Bakterien im Darm, die die Insulin-Sekretion und die Nahrungsaufnahme durch die Aktivierung des limbischen Systems des Gehirns fördern.

Es ist seit Langem bekannt, dass zwischen der Mikrobiota, dem Darmepithel und dem Immunsystem ein permanenter Informationsaustausch besteht, der für die Erhaltung eines gesunden Darmtraktes essentiell ist. Dabei wurde jedoch die Tatsache, dass der Darm nicht nur die größte Anzahl an Immunzellen, sondern auch die größte Ansammlung von Nervenzellen außerhalb des zentralen Nervensystems beherbergt, meist außer

Acht gelassen. Der Magen-Darmtrakt von der Speiseröhre bis zum Enddarm ist von einem zarten Netz aus mehr als 100 Millionen Neuronen durchzogen, das die Muskeln der Darmwand von der Speiseröhre bis zum Anus umschlingt. Da dieses Nervennetz eine ungeheure Kommunikationsvielfalt zwischen Darm und Gehirn ermöglicht, wird es auch als »Bauchhirn« bezeichnet. Das Bauchhirn überwacht und koordiniert verschiedene Funktionen des Darms wie die Sekretion, Durchblutung und Darmmotilität und sorgt somit für den gerichteten Transport des Darminhalts. Das Bauchhirn arbeitet dabei weitgehend autonom. Das zentrale Nervensystem (Gehirn und Rückenmark) übt nur einen modulierenden Einfluss auf die Darmfunktion aus. Bauchhirn und ZNS sind über einen dicken Nervenstrang, den Vagusnerv, direkt miteinander verbunden, wobei lange Zeit angenommen wurde, dass dabei das Hirn den Bauch regiert. Heute weiß man aber, dass der Informationsfluss im Prinzip bidirektional ist, wobei jedoch nur 10 % der Fasern des Vagusnervs Informationen vom Gehirn zum Bauch leiten und interessanterweise 90 % in die umgekehrte Richtung erfolgt. Zudem stehen der Darm und das Gehirn nicht nur über Nervenbahnen miteinander in Verbindung, sondern können auch über die Blutbahn mittels spezifischer Botenstoffe, die von Drüsenzellen hergestellt werden, Informationen austauschen.

Während die neuronalen und humoralen Kommunikationswege zwischen ZNS und Bauchhirn schon seit Langem unter dem Begriff »Darm-Hirn-Achse« bekannt sind, ist die Vorstellung, dass dabei auch das Mikrobiom des Darms gehörig mitredet, vergleichsweise neu. Erst als in den vergangenen Jahren Veränderungen in der Mikrobiota auch immer häufiger bei neurologischen und psychischen Erkrankungen wie Depression,

Angststörungen und Autismus beobachtet wurden, begannen Wissenschaftler, sich mit der Möglichkeit auseinanderzusetzen, dass die Mikroben im Darm auch mit dem Nervensystem interagieren könnten. Zwar haben die Darmbakterien keinen direkten Kontakt zu den Neuronen des Darms, jedoch können ihre Stoffwechselprodukte mit den Darmepithelzellen und somit über das Blut-, Nerven- und Immunsystem vermutlich mit dem gesamten Organismus kommunizieren. Manche Redensarten wie das »ungute Bauchgefühl« und »Liebe geht bekanntlich durch den Magen« kommen daher offensichtlich nicht von ungefähr: Unsere Darmbakterien scheinen unser Verhalten zu beeinflussen.

Mittlerweile haben mehrere Forschergruppen gezeigt, dass keimfrei aufgezogene Mäuse im Vergleich zu Artgenossen mit natürlicher Mikrobiota deutlich veränderte Verhaltensmuster in Bezug auf Stress und Angstverhalten aufweisen. Um den Beweis anzutreten, dass Darmbakterien einen Einfluss auf das Verhalten haben können, sammelte zum Beispiel ein Forschungsteam um Stephen Collins von der McMaster University in Hamilton, Kanada, Darmbakterien von Mäusen, die sich im Testkäfig auffallend lange im geschützten und dunklen Bereich aufhielten und nur zögerlich die freien ungeschützten Flächen aufsuchten. Da Mäuse in unbekannter Umgebung zuerst geschütztes Areal (zum Beispiel die dunkle Schlafbox) erforschen und erst dann die freien, ungeschützten Flächen, dient ihr Verhalten in Bezug auf den Aufenthalt im ungeschützten Bereich als Indikator für Angst. Dabei wird ermittelt, wie oft und wann sie die freien Flächen betreten bzw. wie viel Zeit sie dort verbringen. Die Mikroben von Mäusen, die in diesen Testkäfigen durch erhöhtes Angstverhalten auffielen, übertrugen sie dann auf andere Mäuse. Daraufhin konnte bei diesen Tieren ebenfalls ein gesteigertes Angstverhalten gemessen werden. Bei diesen Versuchen hat Stephen Collins zwei Bakterienstämme identifiziert (Lactobacillus und Bifidobacterium), die das Angstverhalten bei Mäusen mindern können.

Obwohl viele Einzelheiten und Zwischenschritte noch unklar sind, versprechen die Erkenntnisse auf lange Sicht ein besseres Verständnis der Darm-Stress-Achse und ihren Einfluss auf die Entstehung von Verhaltensmustern von Menschen. Für zukünftige Entwicklungen bedeutsam wird insbesondere sein, dass nicht nur die Abwesenheit der Darmmikrobiota das Verhalten beeinflusst, sondern auch das Zufüttern bestimmter Bakterienstämme. Wurde Mäusen regelmäßig das Bakterium Lactobacillus rhamnosus gegeben, hielten sich diese in den beschriebenen Verhaltenstests deutlich länger in den ungeschützten Bereichen auf und wiesen weniger Stresshormone im Blut auf. Entscheidend war dabei die Entdeckung, dass diese Effekte ausblieben, wenn der Vagusnerv vor Zugabe der Bakterien durchtrennt wurde und damit die Kommunikation zwischen Darm und Gehirn gekappt wurde. Bakterien scheinen also in der Lage zu sein, Stoffwechselprodukte herzustellen, die direkt an Rezeptoren von Nervenzellen binden und damit Signale an das Gehirn melden können.

Darmbakterien verdauen Nahrung und stellen Stoffwechselprodukte und Hormone her. Denkbar ist daher auch, dass die bakteriellen Stoffwechselprodukte über die Blutbahn ins Gehirn gelangen, wo sie die Konzentration bestimmter Neurotransmitter wie Serotonin beeinflussen, was wiederum Einfluss auf unser Verhalten hat. In diesem Zusammenhang ist interessant, dass eine Übertragung der natürlichen Darmbakterien nur bei sehr jungen, keimfreien Mäusen eine Normalisierung der abnormen Verhaltensmuster bewirken konnte, während das Stress- und

Angstverhalten der Tiere bei einer Wiederbesiedlung zu späteren Zeitpunkten unverändert blieb. Basierend auf diesen Ergebnissen nehmen Forscher wie John Bienenstock und Wolfgang Kunze von der McMaster University in Hamilton, Kanada, an, dass es in der Entwicklung ein kritisches Zeitfenster gibt, in dem die Darmmikrobiota Einfluss auf die Gehirnentwicklung und das Verhalten nimmt.

Der menschliche Darm wird nach der Geburt von verschiedenen Bakterien besiedelt, wobei die Zusammensetzung des Mikrobioms in den ersten Lebensjahren aufgrund funktioneller und immunologischer Reifungsprozesse noch relativ großen Änderungen unterliegt, bis es schließlich eine stabile, funktionelle Einheit mit ihrem Wirt bildet. Ob Störungen während dieser Etablierungsphase z.B. durch eine Antibiotikatherapie auch beim Menschen Auswirkungen auf die frühkindliche Gehirnentwicklung haben, ist eine spannende Frage, der derzeit in verschiedenen Labors nachgegangen wird.

Während seit Langem bekannt ist, dass die Darmbakterien regulierenden Einfluss auf das Immunsystem des Darms nehmen, wurde erst vor Kurzem entdeckt, dass die Bakterien auch die Reifung und Funktion der Immunzellen des Gehirns, die sogenannten Mikroglia, kontrollieren. Mikrogliazellen sind die erste Linie des Verteidigungssystems im Gehirn. Schon 1919 entdeckte Pio del Rio Hortega diese Zellen und bezeichnete sie als »Wächterzellen«. Sie wachen in der Tat mit ihren mobilen Fortsätzen dauernd über den Gesundheitszustand unseres Denkorgans und bilden das Verteidigungs- und Immunsystem des Gehirns. Die Mikroglia wehren an vorderster Front gefährliche Keime wie etwa die von Zecken übertragenen Borrelien ab, wenn diese ins Zentralnervensystem eindringen. Forscher gehen ferner davon aus, dass die Mikrogliazellen bei Krankheiten des Gehirns mit von der Partie sind – ob bei Alzheimer oder Autismus, ob bei Parkinson, nach einem Schlaganfall oder bei Schizophrenie.

Erst seit Kurzem wird aber deutlich, dass die Mikroglia nicht nur äußerst wandelbar in ihrer Gestalt und ihren Funktionen sind, sondern auch bei der Mikroben-Wirt-Interaktion eine wichtige Rolle spielen. Die Mikroglia keimfreier Mäuse zeigt einen unreifen Phänotyp und ist nicht in der Lage, eine effektive Immunantwort entwickeln. Wurde die Diversität der natürlichen Darmflora bei normalen Mäusen durch eine vierwöchige Antibiotika-Behandlung stark reduziert, führte dies zu einem ähnlichen Phänotyp. In beiden Fällen war der Effekt reversibel und die Rekonstitution der natürlichen, komplexen Bakteriengemeinschaft bewirkte eine fast vollständige Wiederherstellung der normalen Immunfunktion im Gehirn. Ob die Ergebnisse aus dem Mausmodell auf den Menschen übertragbar sind und eine reduzierte Diversität der Mikrobiota den Immunstatus des menschlichen Gehirns beeinflusst, muss noch geklärt werden. Da nicht funktionierende Wächterzellen u.a. mit der Entstehung neurogenerativer Erkrankungen wie Multiple-Sklerose und Alzheimer-Demenz in Verbindung gebracht werden, stellt sich auch die Frage, ob die Darmmikrobiota ggf. Einfluss auf den Krankheitsverlauf nehmen kann und somit eventuell einen Ansatzpunkt bei der Prävention und Therapie darstellt. Um diese und weitere Fragen zukünftig beantworten zu können, gilt es jedoch zunächst, die grundlegenden Mechanismen zu entschlüsseln, mittels derer das Mikrobiom mit den Darmepithelzellen, Immunzellen, den Neuronen des Bauchhirns und möglicherweise auch dem menschlichen Gehirn interagiert.

Einfache Untersuchungsobjekte und ihre Relevanz für die Situation im Menschen

Ein mechanistisches und kausales Verständnis der Interaktion zwischen Neuronen und dem Mikrobiom kommt nicht ohne den Einsatz von Experimenten mit einfachen Modellorganismen wie Mäusen oder dem Hydra-Polypen aus. So besteht zum Beispiel im Gegensatz zum Darm des Menschen mit seinen hunderten von Millionen von Nervenzellen das Nervensystem von Hydra (Abbildung 10) aus einem Netz von nur etwa 3 000 Neuronen.

Trotz dieser vermeintlichen Einfachheit des Nervensystems mit nur relativ wenigen Neuronen kann das Tier damit erstaunlich komplexe Reaktionen durchführen. Die Muskelkontraktion wird ähnlich wie bei den Wirbeltieren auch in Hydra über chemische Synapsen und den Transport von nervenzellspezifischen Botenstoffen, den sogenannten Neurotransmittern, gesteuert.

Vor Kurzem entdeckten wir wieder vollkommen unerwartet, dass Neuronen in Hydra eine entscheidende Rolle bei der Interaktion mit den symbiotischen Bakterien spielen. Während der biochemischen Funktionsanalyse potentiell wichtiger Botenstoffe entdeckten wir, dass Nervenzellen von Hydra antimikrobielle Peptide ausschütten und damit die Zusammensetzung des wirts-spezifischen Mikrobioms regeln. Da Nesseltiere wie Hydra die ursprünglichsten Tiere sind, die ein echtes Nervensystem besitzen, weisen unsere Beobachtungen auf eine fundamentale und bislang unbekannte duale Funktion des Nervensystems hin: Nervenzellen dienen nicht nur der Wahrnehmung und der motorischen Koordination, sondern werden offensichtlich auch zur Kommunikation mit Bakterien eingesetzt. Das von uns identifizierte Neuropeptid formt zum Beispiel das lokale Mikro-

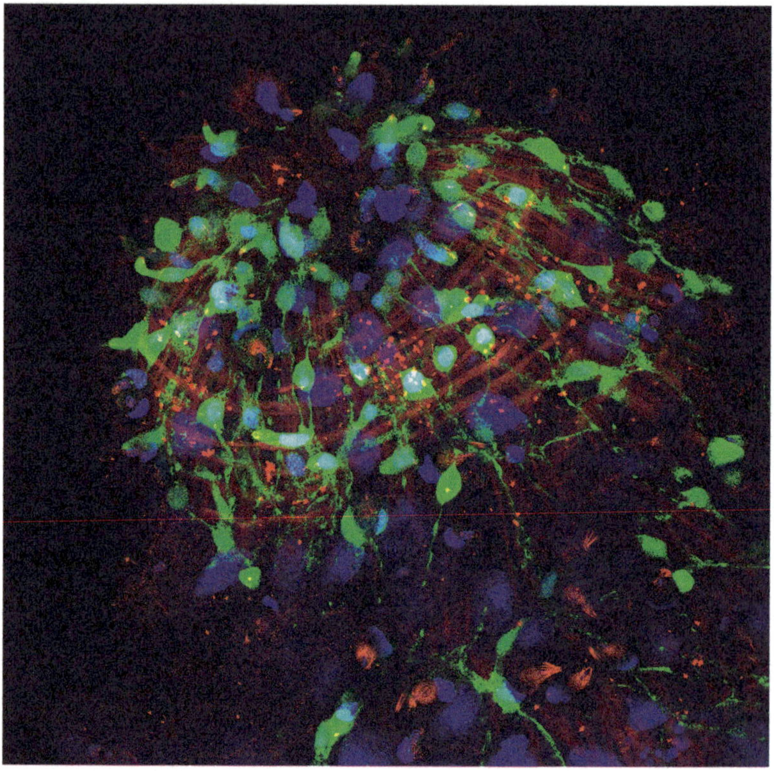

Abbildung 10 Das Nervennetz von Hydra. Die Nervenzellen erscheinen grün, weil sie ein grün fluoreszierendes Molekül (Green Fluorescent Protein, GFP) herstellen. Die Zellkerne sind mit einem blauen Farbstoff (DAPI) gefärbt. Ein Antikörper für das rote Rhodamin-Phalloidin Molekül wurde zur Sichtbarmachung der Muskelfibrillen benutzt.

biom, indem es bestimmte Bakterien davon abhält, das Epithel zu besiedeln, und darüber hinaus die räumliche Lokalisation des häufigsten Bakteriums entlang der Körpersäule, Curvibacter sp., regelt. Gerade diese Beobachtungen an einfachen Tieren machen deutlich, dass das Primat des Holobionten oder Metaorganismus auch gilt, wenn Tiere im Laufe der Evolution komplexer werden und neue Organe wie ein Nervensystem erfinden. Jede neue Erfindung erlaubt damit nicht nur eine bessere Anpassung des Wirtskörpers an die Umgebung (im Falle des Nervensystems die sensorische Wahrnehmung und motorische Koordination), sondern wird auch unmittelbar in die Aufgaben innerhalb des Metaorganismus (Kommunikation mit Bakterien) eingebunden.

Was lernen wir daraus für die Anwendung beim Menschen? Natürlich bedürfen Versuche an Menschen zuvor einer ausgiebigen Testphase an Tieren. Es müssen auch Sicherheitsvorkehrungen getroffen werden, die den Probanden schützen und die Ergebnisse unter Berücksichtigung der wissenschaftlichen Standards abbilden. Daher beziehen sich die meisten Forschungen auf Tiere wie Mäuse oder Polypen. Allerdings gibt es bereits einige Studien, die sich der Bakterienstämme und deren Nutzen für den Menschen widmen. Dabei werden beispielsweise Darmbakterien von Menschen mit bestimmten Verhaltensmustern in »keimfreie« Mäuse-Tiere transplantiert. Wird bei den Mäusen dann in den beschriebenen Testkäfigen ein geändertes Verhalten gemessen, lässt dies – mit Einschränkungen – auch Rückschlüsse auf den Einfluss der Bakterien im Menschen zu.

Lassen sich aus solchen ersten Beobachtungen bereits Therapieansätze für Patienten ableiten? Noch ist nicht klar, wie genau Darmbakterien das Gehirn beeinflussen. Forscher legen verschiedene Mechanismen dafür zugrunde. Dennoch reichen die Studienergebnisse bereits aus, um zweifelsfrei zu belegen, dass Darmbakterien Neurotransmitter wie Serotonin und Dopamin herstellen können, die sich wiederum maßgeblich auf unsere Handlungen und unser Verhalten auswirken können. Andere Bakterien können neuroaktive Substanzen erzeugen, die Angst und Depression positiv beeinflussen. Forscher wie John

Cryan vom Universitätskolleg in Cork, Irland, glauben daher fest daran, dass es in Zukunft möglich sein wird, mit den Darmbakterien auch bestimmte Verhaltensmuster des Menschen positiv zu beeinflussen.

13 Umweltsignale: *Die Filterung durch das Mikrobiom*

Bislang gingen die Zellbiologen davon aus, dass unsere Zellen Signale aus der unmittelbaren Umgebung direkt über ihre Zellwand empfangen und prozessieren. Dafür sind ihre Oberflächen ja auch gespickt mit Sensoren und Rezeptoren (Abbildung 1 und Abbildung 8). Heute wissen wir aber, dass die meisten Epithelien überlagert sind von einem »Schleim«, der sich bei näherer Betrachtung als ein wohl strukturierter Biofilm erweist, in dem eine komplexe Gemeinschaft von Bakterien lebt (Abbildung 11).

Dies gilt im Übrigen auch für unsere Hautoberfläche, auf der eine große Vielfalt von Mikroben zu finden ist. Alle Signale, die aus der Umwelt ankommen, mag es sich um UV-Strahlen, Nahrung, Temperatur, Bruchstücke und Moleküle von anderen Zellen und vieles andere mehr handeln, werden daher zunächst durch das Mikrobiom gefiltert, bevor sie die Außenmembran unserer Zellen erreichen. Das Mikrobiom dient damit als lebender Filter zwischen dem Wirt und der Umwelt. Dieser mikrobielle Filter ist lebenswichtig für die Aufrechterhaltung des gesunden Gewebes. Wenn wir ihn beschädigen – und wir tun dies mit unserer Lebensweise ständig – werden unsere Zellen und das Gewebe dauerhaft krank.

Vor Kurzem erstellte ein internationales Forscherteam von der University of California in San Diego eine hochauflösende 3-D-Karte der menschlichen Körperoberfläche, um damit mehr über den Einfluss von Umwelt und Körperpflege auf die Bakteriengemeinschaft der Haut und die Gesundheit zu erfahren (Bouslimani et al, 2015). Die Forscher nahmen dazu bei zwei Versuchspersonen – einem Mann und einer Frau – zweimal an jeweils rund 400 Stellen Abstriche von der Hautoberfläche. Mit verschiedenen biochemischen Analyseverfahren identifizierten sie dann die unterschiedlichen Moleküle in den Proben. Zudem bestimmten sie, welche Bakterien auf verschiedenen Hautregionen lebten. Die Daten vernetzten sie dann zu einem 3-D-Computermodell des menschlichen Körpers. Anhand dieser Karte lässt sich also nachvollziehen, an welcher Stelle der Haut welche chemischen Moleküle und welche Bakterien zu finden sind. Die Karte zeigt, dass die Bakteriengemeinschaft auf der Haut stark von unserer täglichen Routine und dem Benutzen von Hygieneprodukten bestimmt wird. In einer ergänzenden Studie (van Rendsburg et al 2015) wird deutlich, dass insbesondere der in vielen Deos, Seifen und Zahnpasten eingesetzte Wirkstoff Triclosan die natürliche Bakteriengemeinschaft stört und das Wachstum gefährlicher Staphylococcus-aureus-Bakterien insbesondere in der Nase fördert. Für bestimmte Menschen erhöht sich damit das Risiko einer Staphylococcus-Infektion – etwa bei chirurgischen Eingriffen. Triclosan ist ein Bakterienhemmer, der seit Jahrzehnten in etlichen Kosmetik-Produkten und Desinfektionsmitteln verwendet wird. Zunehmend wird er zudem für schweißhemmende Kleidung sowie in Haushaltsreinigern und Waschmitteln eingesetzt. In Studien wurde die Substanz auch in Blut, Urin und Muttermilch nachgewiesen.

Ein Blick in eine Praxis für Haut- und Geschlechtskrankheiten kann die Bedeutung dieses mikrobiellen Filters bei der Aufrechterhaltung von Gesundheit und der Abwehr von Krankheitserregern eindrucksvoll ergänzen. Ulcus molle oder Weicher Schanker ist eine in Europa eher seltene, in tropischen Ländern und in den USA wieder vermehrt auftretende sexuell übertragbare Krankheit. Die Krankheit entsteht durch Infektion mit dem Bakterium Haemophilus ducreyi und äußert sich wenige Tage nach der Ansteckung. In der Regel erkennt man sie an schmerzhaften, kleinen Hautgeschwüren an den Geschlechtsorganen. Seit Langem ist bekannt, dass die Infektion nur bei manchen Menschen zur Ausbildung einer Hautreaktion führt, bei anderen aber völlig symptomlos verlaufen kann. Die Ursache für diese unterschiedliche Empfänglichkeit für den Erreger ist unbekannt. In einer aktuellen Studie an der Universität von Indiana wurden Probanden mit dem Erreger »Haemophilus ducreyi« infiziert und gleichzeitig deren Mikrobiom untersucht (van Rendsburg et al 2015). Erstaunlicherweise hatten alle diejenigen Probanden, die Krankheitssymptome entwickelten, ein sehr spezifisches Mikrobiom. Die Zusammensetzung des Hautmikrobioms bei der unversehrt gebliebenen Gruppe von Probanden, die keine Symptome entwickelt hatte, war dagegen völlig unterschiedlich. Es ist daher sehr wahrscheinlich, dass die Zusammensetzung des Mikrobioms, das heißt die Ökologie der Haut, entscheidet, ob sich ein Pathogen niederlassen darf oder nicht. Der lebende Filter aus einer komplexen Bakteriengemeinschaft übt also eine Art Türwächter-Funktion aus und fungiert als Pufferzone zwischen der Umwelt und dem Gewebe. Wissenschaftlich wird dies als das »Konzept der kritischen Kolonisierung« bezeichnet, ein zukunftsweisendes, fundamental neues therapeutisches Konzept.

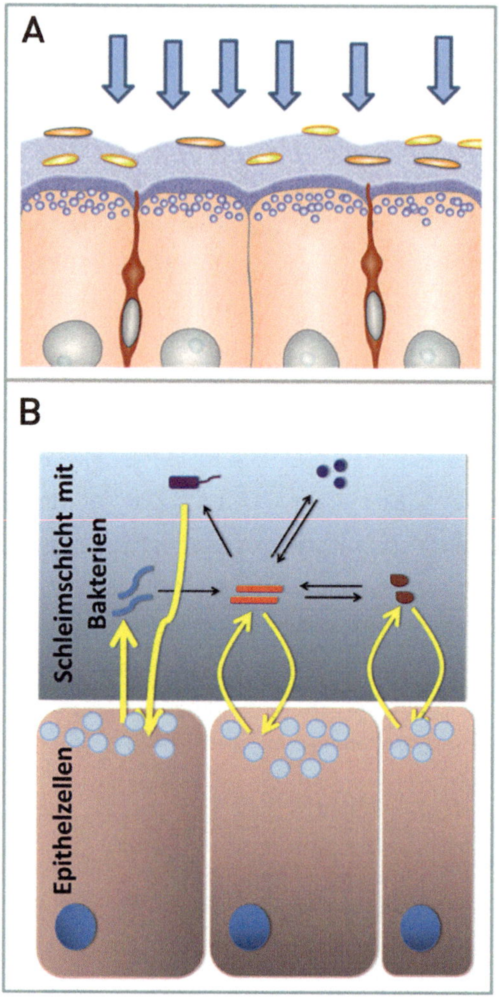

Abbildung 11 Das Mikrobiom dient als Filter zwischen dem Wirt und der Umwelt. Blau: Schleimschicht mit Bakterien; rot: Epithelzellen und dazwischenliegende Nervenzellen. Pfeile deuten Signale und Faktoren aus der Umwelt an, die zunächst auf den mikrobiellen Filter treffen. (B) In der alle Epithelzellen umgebenden Schleimschicht (Mukosa) scheinen sich wahre Kriegsschlachten zwischen den Bakterien abzuspielen, begründet durch antimikrobielle Substanzen, die sowohl vom Wirt als auch von den siedelnden Bakterien wie auch durch bakterielle Kommunikationsprozesse gebildet werden.

Das Zusammenleben der vielen verschiedenen Bakterien in dieser Pufferzone und das Interagieren mit den Epithelzellen (Abbildung 11) folgen strengen Regeln, die wir bisher nur ansatzweise verstehen und bei denen es keineswegs immer friedlich zugeht. Damit ist unsere Umwelt nicht nur der entscheidende Faktor, der die komplexe Lebensgemeinschaft aus Mikroben und Gewebezellen beeinflusst; der weitgehend unsichtbare Biofilm von kolonisierenden Mikroben bestimmt auch über unsere Gesundheit oder Krankheit.

Hier wird auch die ungeheure Praxisnähe der neuen Erkenntnisse zur Rolle des Mikrobioms deutlich. Es sind ja nicht nur die Hygieneartikel und die Krankheitserreger, die auf und in diesem mikrobiellen Filter ankommen. Auch alle Arzneimittel im Darm und auf der Haut kommen als Erstes mit dem Mikrobiom in Kontakt. Dies ist eine wichtige Erkenntnis für die Pharmakologie, denn Bioverfügbarkeit und Nebenwirkungen eines oral eingenommenen Medikaments können damit durch die Zusammensetzung des Mikrobioms beeinflusst werden. Das Mikrobiom kann Arzneistoffe ganz oder teilweise abbauen und auch in abgewandelte Moleküle umwandeln; und dadurch ihre Wirksamkeit erheblich herabsetzen oder erhöhen. Um ein Beispiel zu geben: Bei der Parkinson-Krankheit wird im Gehirn zu wenig Dopamin hergestellt, das ein wichtiger Botenstoff ist. Der Dopaminmangel führt dazu, dass Nervenreize schlechter übertragen werden. In der Folge kommt es zu Bewegungsstörungen und anderen Beschwerden. Parkinson-Medikamente sollen den Dopaminmangel im Gehirn ausgleichen. Dadurch können die Beschwerden abnehmen. Die Krankheit heilen können die Mittel jedoch nicht. Das Parkinsonmittel Levodopa (L-Dopa) passiert die Blut-Hirn-Schranke und wird im Gehirn in das Neurohormon Dopamin konvertiert. Erstaunlicherweise führen verschiedene Bakterienspezies der Darmflora diese Biotransformation in identischer Weise durch. Sind diese im Mikrobiom präsent, entsteht das Neurohormon bereits im Darm und tritt in das

Blut über. Dopamin kann aber die Blut-Hirn-Schranke nicht passieren. Die hohe Variabilität in der Wirkung von Levodopa kann also wenigstens teilweise durch individuelle Unterschiede in der Funktionalität des Mikrobioms erklärt werden.

14 Den Weg ebnen für ein gesundes Mikrobiom: *»Natur genießen, Grünzeug essen und Dreck zulassen«*

Was also können wir tun, um die Lebensgemeinschaft mit den Darm- und Hautmikroben zu pflegen und zu optimieren?

Die Sorge und das Kümmern fangen bereits bei der Geburt an. Nach unserem heutigen Wissen kommt der menschliche Säugling erst unmittelbar nach der Geburt erstmals mit Bakterien in Berührung – meist aus dem vaginalen Bereich der Mutter. Im Laufe der ersten Lebenswochen muss sich daraus die charakteristische Mikrobengemeinschaft herausbilden. Bei einer Geburt per Kaiserschnitt kommt das Baby daher nicht mit den Bakterien im Geburtskanal der Mutter in Berührung. Aber gerade diese Keime bereiten möglicherweise das Kind auf ein gesundes Leben vor, weil sie, wie wir in Kapitel 9 gesehen haben, unter anderem das Immunsystem stärken und die Fertigstellung des Darmtraktes ermöglichen. In Deutschland kommt mittlerweile fast jedes dritte Kind per Kaiserschnitt zur Welt; und es mehren sich die Hinweise, dass Kaiserschnitt-Kinder häufiger an Krankheiten wie Asthma und Allergien leiden. Um dieses Problem zu umgehen, platzieren mittlerweile in einigen Ländern Ärzte bei einer Kaiserschnitt-Geburt einen Tupfer in der Scheide der Mutter und reiben damit das Baby ein. »Vaginal seeding« wird das von Martin Blaser und Maria Dominguez-Bello an der Universität in New York entwickelte Verfahren genannt, das Säen von Vaginalkeimen (Knight R. et al., 2016).

Im täglichen Leben beeinflussen wir unser Mikrobiom natürlich mit unseren Essgewohnheiten und indem wir Alkohol trinken oder Medikamente einnehmen. Vor allem die Einnahme von Antibiotika im frühen Kindesalter scheint sich negativ auf das Mikrobiom auszuwirken und steht womöglich mit der Entwicklung von Allergien und Übergewicht in Verbindung.

Wir können unsere bakteriellen Bewohner aber auch gezielt positiv beeinflussen mit einer ballaststoff- und pflanzenreichen Kost, mit Sport und mit Aufenthalten in der Natur. Pflanzen sorgen für den Austausch gesunder Mikroben. Waldspaziergänge und Zimmerpflanzen gelten schon lange als gesundheitsfördernd.

Angesichts der neuen Erkenntnisse muss auch unser oft übertriebener Hang zu Sauberkeit überdacht werden. »Porentief rein« müssen Haushalt, Kleidung und unser Körper sein, wenn es nach den Interessen der Hygieneindustrie geht. Die Forschung widerspricht: In nahezu keimfreien Haushalten wird unser Immunsystem nicht mehr stimuliert, gerade Kinder entwickeln immer öfter Allergien. »Klinisches« Putzen im Haushalt und Händewaschen mit Desinfektionsmitteln fördert Mikroben, die extreme Resistenzen besitzen und die die Desinfektionsmittel überleben. Damit geht die für die Gesundheit so wichtige

Diversität der Mikrobiome verloren. Kinder nehmen auch deshalb alles in den Mund – und damit enorme Mengen an Mikroorganismen –, um ihre Abwehrkräfte aufzubauen. Heute berauben wir sie mit unserer Suche nach perfekter Sauberkeit der Mikroben. Damit kann sich ihr Immunsystem nicht optimal entwickeln und der Entwicklung von Allergien ist die Tür geöffnet.

Abwechslungsreiche Ernährung ist ein weiterer wichtiger Aspekt bei der Pflege unseres Mikrobioms. Durch das typisch westliche Essverhalten mit viel Fett und Kohlenhydraten gehen Mikroben verloren, die aber oftmals wichtige Aufgaben, wie eben den Stoffumsatz, erfüllen. Um das Potenzial der Mikrobiome auszuschöpfen, gilt nach den Worten von Christine Moissl-Eichinger, Mikrobiologin an der Med-Uni Graz: »Natur genießen, Grünzeug essen und Dreck zulassen.« »Lassen Sie Ihre Kinder im Dreck spielen«, raten auch der kanadische Mikrobiologe Brett Finlay und die Kinderärztin Marie-Claire Arrieta in ihrem gerade erschienenen Buch »Dreck macht gesund – Warum zu viel Hygiene ihrem Kind schadet«. Dort sind eine Fülle von Studien zusammengefasst, die zeigen, dass Kinder, die öfter mit Dreck in Berührung kommen und mit Haustieren oder auf einem Bauernhof aufwachsen, seltener Allergien und Asthma haben als vergleichsweise keimfrei aufwachsende Kinder.

15 Organismen und Mikroben neu denken – *Paradigmenwechsel und Perspektiven*

Wir leben nicht allein, sondern teilen unseren Körper mit Billionen Bakterien, die Mundhöhle, Haut, Darm und die meisten anderen Organe besiedeln. Bakterien beeinflussen uns in vielfacher Weise. Noch steht die Forschung wegen der Vielzahl und der Komplexität der Mikroorganismen am Anfang. Sicher ist, dass Mikroben, Tier und Mensch weit mehr sind als nur eine Wohngemeinschaft. Mikroben sind allgegenwärtig und überlebenswichtig. Sie beeinflussen unsere Gesundheit, unser Gewicht und, wie wir in Kapitel 12 gesehen haben, wahrscheinlich sogar unser Verhalten.

Indem wir immer bessere Technologien entwickeln, um Bakterien zu identifizieren, unabhängig davon, wo sie leben, können wir in diese bisher unsichtbare Welt blicken. Bei diesem Sichtbarwerden des bisher Verborgenen wird klar, dass wir viele althergebrachte und vertraute Zusammenhänge neu denken müssen. Und dass es an der Zeit ist, die Erkenntnisse der Mikrobiomforschung für einen Paradigmenwechsel in der Biologie und Medizin zu nutzen. Vieles spricht dafür, dass wir gerade eine neue Ära einiger Naturwissenschaften betreten: So wie die kopernikanische Wende das heliozentrische Weltbild ersetzt hat und wie Darwins Evolutionstheorie dem Menschen seinen natürlichen Platz im Reich der Organismen zugewiesen hat, so fundamental ändert auch die Wissenschaft vom Mikrobiom und die neue Theorie vom Metaorganismus unser Verständnis von der Natur des Lebendigen. Das Entschlüsseln der Regeln, nach denen Metaorganismen funktionieren, ist die große Herausforderung der interdisziplinär-aufgestellten Biologie des 21. Jahrhunderts.

Der Metaorganismus reguliert mit fein justierten molekularen Werkzeugen des angeborenen Immunsystems und einer ausgeprägten inter-spezifischen Kommunikation die Zusammensetzung und Funktionsfähigkeit seiner Mitspieler. Funktionen und Aufgaben können dabei auf assoziierte Partner übertragen werden. Seine modulare Zusammensetzung und die Fähigkeit, Partner gelegentlich auszutauschen, erlauben es dem Metaorganismus, rasch und situationsbedingt zu reagieren. Ein grundsätzliches Verständnis dieses Organisationsprinzips gewinnt daher zunehmend an Bedeutung, da es auch zu einem besseren Verständnis von Krankheiten führen wird, die auch auf eine Störung der Wirt-Mikroben-Interaktionen zurückzuführen sind. Erst wenn wir auch den Patienten als einen Metaorganismus begreifen, werden wir dem Verständnis der neuen und chronischen Erkrankungen ein wesentliches Stück näherkommen.

Die Erkenntnisse verlangen neue Forschungsinitiativen, in denen systematisch und interdisziplinär die kritische Position der Mikroben in der belebten Welt hinterfragt wird. Die derzeitige Forschung rund um den Metaorganismus versucht von der reinen quantitativen Beschreibung, also vom »Who is there?«, zum funktionellen Verständnis, zum »Who is doing what?« zu kommen.

Sind die beobachteten Unterschiede im Mikrobiom die Ursache oder die Folge einer Erkrankung? In den nächsten Jahren werden wir zu verstehen beginnen, ob und wie Bakterien chronische Erkrankungen hervorrufen. Wir werden auch lernen, wie sie unsere Gesundheit aufrechterhalten. Und wir werden bestimmte Risiken von Nahrung und Medikamenten vorhersagen können. Mit zunehmendem Wissen könnten wir es letztlich vielleicht sogar schaffen, unser Mikrobiom so zu beeinflussen, dass es uns gesund erhält oder gar heilt.

Eine weitere aktuelle Herausforderung in der Mikrobiomforschung stellt die Entwicklung neuer Programme dar, die es möglich machen, die ungeheure Mengen an Daten – auf ein menschliches Gen kommen 100 bakterielle Gene –, die mittlerweile fast täglich in vielen Labors der Welt produziert werden, auszuwerten, zu interpretieren, und sie auch für die Allgemeinheit transparent und verständlich zu gestalten. Eines Tages sollen schließlich Ärzte und Patienten sie möglichst einfach nutzen können. Aus dem Dargestellten wird auch deutlich, dass in Zukunft Probiotika eine zunehmend wichtige Rolle einnehmen werden. Obwohl bereits ein Markt für Probiotika existiert, existieren derzeit nur wenige wissenschaftlich valide Studien zu ihrer Wirkung. Während die Ernährungsindustrie zahlreiche gesundheitsfördernde Wirkungen von Probiotika bereits jahrelang medienwirksam beworben hat, ist ihr Stellenwert bei der Prävention und Therapie von Krankheiten in Fachkreisen immer noch umstritten. Die Grundlage für die kontroverse Diskussion sind dabei meist ungenügende Wirksamkeitsnachweise, die oftmals auf mangelhaftes Studiendesign (unverblindet, ohne Placebo-Kontrolle) und kleine Teilnehmerzahlen zurückzuführen sind.

Auf der Suche nach weiteren Feldern, von denen sich die Mikrobiomforschung für heute und morgen reichen Zuwachs erhoffen darf, stößt man neben der mikrobiellen Diagnostik und der probiotischen Prävention auch und eher unerwartet auf die Archäologie und Paläogenetik. Bei der Spurensuche in Erbsubstanz von uralten Bakterien entdeckten Wissenschaftler bereits vor Jahren in 30.000 Jahre alter Bakterien-DNA Resistenzgene gegen mehrere heute gängige Antibiotika. Damit wurde deutlich, dass mikrobielle Paleogenetik enorm informativ sein kann und Antibiotika-Resistenz ein altes, natürliches Phänomen ist, das in der Umwelt häufig auftritt. Ebenso informativ verspricht die mikrobiologisch-genetische Untersuchung von DNA-Relikten aus Mumien zu werden. So werden in Zukunft völlig neue Aussagen über die Gesundheit der Bevölkerung in weit zurückliegenden Zeiten möglich werden. Dies wird uns zeigen, wie sich das empfindliche Gleichgewicht zwischen Wirt und Mikroben über lange Zeiträume der Menschheitsgeschichte verändert hat und welche Faktoren dabei von besonderer Bedeutung sind.

Abschließend ist es mir wichtig, darauf hinzuweisen, dass wir wieder lernen müssen, die Natur in unserem Menschsein nicht auszuklammern, sondern sie ganz bewusst einzubeziehen. Die mit dem Namen »Anthropozän« verbundene Entfremdung des Menschen von der Natur hat maßgeblich dazu beigetragen, dass wir heute mit Krankheitsbildern konfrontiert sind, die es vor 60 oder 70 Jahren nicht oder nur sehr selten gab (Abbildung 2). Wir müssen lernen, uns als Metaorganismus zu begreifen, als eine Lebensgemeinschaft, mit zahllosen Mit- und Gegenspielern in der Natur. Jede Entfremdung und Trennung der Mitglieder dieser Lebensgemeinschaft und jede Reduzierung der Zahl ihrer Mitspieler ist von Nachteil. Erst wenn wir uns als Teil von multi-organismischen Netzwerken begreifen und loslassen von der Idee, wonach der menschliche Körper ausschließlich aus menschlichen Zellen besteht, erreichen wir die Widerstandsfähigkeit und Belastbarkeit gegenüber einer sich ständig ändernden Umwelt. Wir haben damit eine neue Ära der Biologie betreten, in der das ganzheitliche Verständnis komplexer Lebensprozesse als Zusammenspiel einer Vielzahl von Organismen im Vordergrund steht. Und wenn es stimmt, dass »Mikroben uns zu dem machen, was wir sind« (Rob Knight, 2016), berühren diese Einsichten ganz selbstverständlich auch unsere Vorstellung vom Individuum. Vielleicht müssen wir daher sogar den von der natürlichen Intuition vorgegebenen Begriff des biologischen Individuums grundlegend neu interpretieren, um ihm auch unter evolutionsbiologischen Vorzeichen einen neuen Sinn abzugewinnen.

Was also gewinnen wir aus den multiorganismischen Aspekten des Lebens? Möglicherweise eine heilsame Erschütterung unserer naturwissenschaftlichen Orthodoxie, einen neuen Begriff des Organismus und ein wenigstens notdürftiges Verständnis der wichtigsten Lebensvorgänge.

Glossar

Angeborenes und erworbenes Immunsystem: Die Erkennung von körperfremden Strukturen erfolgt bei allen Tieren durch das angeborene Immunsystem. Säugetiere verfügen daneben noch über das sogenannte erworbene Immunsystem, das für eine hohe Diversität von Immunzellen sorgt, welche bei Kontakt mit Krankheitskeimen spezifisch expandieren und die spezifische Immunantwort vermitteln. Während das evolutionär weitaus ältere angeborene Immunsystem bei allen Tierarten vorkommt und innerhalb von Minuten aktiviert werden kann, ist das erworbene Immunsystem nur in Säugetieren vorhanden und benötigt vom Zeitpunkt der Mikrobenerkennung an einige Tage zur Reifung.

Antimikrobielle Peptide (AMPs): Kleine Eiweißmoleküle mit besonderer Bedeutung für die frühe Phase der Abwehr gegen mikrobielle Erreger. Sie können innerhalb von Minuten bis Stunden nach dem ersten Kontakt mit dem Pathogen nachgewiesen werden. Körpereigene antimikrobielle Peptide (AMP) sind essentielle Bestandteile von Epithelien, d.h. den Grenzflächengeweben vielzelliger pflanzlicher und tierischer Organismen.

Biolumineszenz: Die Fähigkeit von Lebewesen, selbst oder mit Hilfe von Symbionten Licht zu erzeugen. Die Erzeugung des Lichtes findet dabei oft in speziellen Leuchtorganen statt.

Cathelicidin: Antimikrobielles Peptid (AMP), das von Immunzellen zur Bekämpfung von Bakterien freigesetzt wird.

Defensin: Antimikrobielles Peptid (AMP) zur Abwehr von mikrobiellen Erregern, vor allem Bakterien, aber auch Pilzen und Toxinen.

Epithel: Ein- oder mehrlagige Zellschichten, die alle inneren und äußeren Körperoberflächen der vielzelligen tierischen Organismen bedecken (Ausnahme: Gelenkkapseln und Schleimbeutel des Bewegungsapparates). Das Epithel ist neben Muskel-, Nerven- und Bindegewebe eine der vier Grundgewebearten.

Epitheliale Abwehr: Erkennung von Krankheitserregern über Rezeptoren der Zellmembran. Ein komplexes genetisches Netzwerk aus konservierten Signaltransduktoren führt zur Aktivation von antibakteriellen Peptiden (AMPs).

Eukaryoten: Alle Lebewesen, deren Zellen über einen Zellkern verfügen. In die Gruppe der Eukaryoten gehören einzellige Lebewesen, Pflanzen, Pilze und Tiere. Bakterien werden zu den Prokaryoten gezählt, da sie keinen Zellkern besitzen.

Genom: Die Gesamtheit aller Gene, die in einem vollständigen Chromosomensatz, beziehungsweise bei Bakterien im Chromosom und bei Viren in der Nukleinsäure, enthalten sind.

Genotyp: oder das Erbbild eines Organismus repräsentiert seine exakte genetische Ausstattung, also den individuellen Satz von Genen, den er im Zellkern in sich trägt und der somit seinen morphologischen und physiologischen Phänotyp bestimmt.

Holobiont: Alle tierischen und pflanzlichen Organismen sind, biologisch gesehen, keine Individuen, sondern bilden mit kolonisierenden Bakterien eine Einheit, einen sogenannten »Holobiont«. Der Begriff setzt sich aus den griechischen Wortstämmen »holos« (= ganz) und »bios« (= Leben) zusammen und bezeichnet damit etwas unscharf eine Art Lebensgemeinschaft.

Horizontaler Gentransfer: bezeichnet eine Übertragung von genetischem Material nicht entlang der Abstammungslinie, also nicht von einer Generation zur darauffolgenden, sondern »horizontal« von einem Organismus in einen bereits existierenden anderen hinein.

Hydra-Polypen: gehören systematisch zum Stamm der Nesseltiere (Cnidaria). Süßwasserpolypen werden je nach Art bis zu 3 cm groß und besiedeln Süß- und Fließgewässer, in Ausnahmefällen auch Brackwasser.

Metagenomik: Kombination der Begriffe Metaanalyse (Prozess der Statistik, der unterschiedliche Ergebnisse aus verschiedenen Untersuchungen quantitativ vergleichbar macht) und Genomik (Analyse der kompletten Erbinformation eines Organismus).

Kovalente Bindung: Form der chemischen Bindungen und als solche für den festen Zusammenhalt von Atomen in molekular aufgebauten chemischen Verbindungen verantwortlich.

16S ribosomale RNA: Die ribosomale Ribonukleinsäure (rRNA) ist die Ribonukleinsäure, aus der zusammen mit Proteinen die Ribosomen aufgebaut sind. Die 16S rRNA macht zusammen mit verschiedenen Proteinen ca. 2/3 der Masse der kleineren Untereinheit der bakteriellen Ribosomen aus und hat eine wichtige Funktion bei der Herstellung von Proteinen.

Metagenom: Die Gesamtheit aller genomischen Informationen eines Habitats (zum Beispiel der Darm) zu einem bestimmten Zeitpunkt.

Metaorganismus: Ein Zusammenschluss aus einem pflanzlichen oder tierischen Wirtsorganismus und der synergistischen Interaktion mit Bakterien, Archaeen, Pilzen, Viren sowie auch zahlreichen eukaryotischen Arten wie den symbiontischen Algen der Korallen.

Mikrobiota: Gesamtheit der Mikroorganismen, die typischerweise die epitheliale Körperoberfläche besiedeln. Die Mikrobiota stellt eine komplexe Gemeinschaft aus unterschiedlichen Bakterienarten dar. Mitglieder der Mikrobiota können molekulargenetisch durch Vergleich der 16S rRNA Gensequenzen identifiziert werden.

Mikrobiom: Das Mikrobiom bezeichnet die Gesamtheit aller den Menschen besiedelnden Mikroorganismen, die sich zum Großteil aus Bakterien zusammensetzen. Der Begriff wurde von Joshua Lederberg in Anlehnung an den Begriff des Genoms geprägt, da die Mikroflora des Menschen als Teil des menschlichen Stoffwechselsystems maßgeblichen Einfluss auf den Menschen hat.

Ökologische Nische: Gesamtheit der biotischen und abiotischen Umweltfaktoren, die das Überleben einer Art beeinflussen.

Psoriasin: Antimikrobielles Peptid (AMP): wird von Epithelzellen der Haut sezerniert und wirkt als Schlüsselprotein gegen E. coli, indem es den Aufbau von dessen Zellmembranen stört. Das ist ein Grund dafür, dass es in Ländern mit schlechten Hygienebedingungen trotz häufigem Hautkontakt mit E. coli-Stämmen aus Fäkalien normalerweise nicht zu Infektionen kommt.

Parasit: Bakterien-, Pflanzen- oder Tierarten, die ihre Nahrung von anderen Lebewesen nehmen und sich vorübergehend oder dauernd an oder in deren Körper aufhalten.

Phänotypische Evolution: Unterschiede von Merkmalen zwischen den Mitgliedern derselben Art oder verwandter Arten. In einer Population einer Art sind keine zwei Individuen exakt identisch. Einige der

Variationen sind erblich, sie werden an die Nachkommen weitergegeben. In der Evolution ist die erbliche phänotypische Variation in der Population eine Grundlage für evolutionäre Änderung.

Programmierter Zelltod (Apoptose): Der selbstinduzierte Zelltod bei eukaryotischen Zellen. Dieser genetisch festgelegte Prozess der Selbstzerstörung bei Zellen ist für den Gesamtorganismus keineswegs von Nachteil. Schätzungsweise 80 Milliarden Körperzellen sterben täglich bei einem Erwachsenen durch Apoptose ab, ebenso viele werden neu gebildet. In einem ganzen Leben kommt es insgesamt zu einem mehrfachen Austausch aller Zellen des menschlichen Körpers.

Rezeptor: für den Empfang von innen oder außen kommenden Reizen (zum Beispiel Licht, Wärme, Berührung) empfindliche Teile von Zellen oder Organen. In der Biochemie wird damit ein Protein bezeichnet, an das Signalmoleküle binden können, die dadurch Signalprozesse im Zellinneren auszulösen vermögen. Ein Rezeptor kann an der Oberfläche einer Zellmembran liegen oder sich im Zellinneren befinden.

Sequenzierung: DNA-Sequenzierung ist die Bestimmung der chemischen Bausteine (Nukleotid-Abfolge) in einem DNA-Molekül. Die DNA-Sequenzierung hat die biologischen Wissenschaften revolutioniert und die Ära der Genomik eingeleitet. In den letzten Jahren wurden neue Verfahren der **Hochdurchsatz-Sequenzierung** entwickelt, die unter dem Begriff **Next-Generation Sequencing (NGS),** zusammengefasst werden. Sie beruhen auf der Idee der massiven parallelen Sequenzierung von Millionen DNA-Fragmenten in einem einzigen Sequenzierlauf.

Signaltransduktionskette: Die Weiterleitung (Transduktion) der von einem Rezeptor aufgenommenen äußeren oder inneren Signale zu Effektorproteinen innerhalb der Zelle.

Stammzelle: kann sich unbegrenzt vermehren und alle Zelltypen des Körpers bilden (zum Beispiel Muskelzelle, Nervenzelle, Blutzelle).

Symbiont: Als Symbionten bezeichnet man die in einer Symbiose zusammenlebenden Organismen (griech. »sym« = zusammen und »bíos« = Leben). Den Lebenspartner mit dem größeren Körper nennt man auch **Wirt**. Als **Endosymbionten** werden Symbionten bezeichnet, die im Innern ihres Wirtes leben. Beispielsweise sind zahlreiche Bakterienfamilien als Symbionten bei Wirbeltieren bekannt, die insbesondere auf der Haut, den Schleimhäuten und im Darmlumen ihres Wirtes vorkommen.

Toll-ähnlicher Rezeptor (kurz **TLR,** von engl. *toll-like receptor*) bezeichnet eine Komponente des Abwehrsystems, die der Erkennung von Bakterien dient.

Transkriptionsfaktor: Ein im Allgemeinen an die DNS bindendes Protein, das hemmend oder aktivierend auf das Anschalten (**Transkription**) eines oder mehrerer Gene einwirkt.

Zytokine (auch: **Cytokine**) sind Proteine, die das Wachstum und die Differenzierung von Zellen regulieren.

Literatur zum Thema

Andresen V., J. Keller, C. Pehl, M. Schemann, J. Preiss, and P. Layer (2011), »Irritable bowel syndrome – the main recommendations«, *Dtsch. Ärzteblatt Int.*, vol. 108, no. 44, S. 751–60

Angelberger S., W. Reinisch, A. Makristathis, C. Lichtenberger, C. Dejaco, P. Papay, G. Novacek, M. Trauner, A. Loy, and D. Berry (2013) »Temporal bacterial community dynamics vary among ulcerative colitis patients after fecal microbiota transplantation«, *Am.J. Gastroenterol.*, vol. 108, no. 10, S. 1620–30

Augustin R. and T.C.G. Bosch (2016), »Revisiting the Cutaneous Epithelium: Insights from a Nontraditional Model System«, Akt Dermatol 42: 414–420

Bäckhed F., R.E. Ley, J.L. Sonnenburg, D.A. Peterson, and J.I. Gordon (2005), »Host-bacterial mutualism in the human intestine«, Science, vol. 307, no. 5717, S. 1915–20

Bharwani A., Mian M.F., Surette M.G., Bienenstock J., Forsythe P. (2017), »Oral treatment with Lactobacillus rhamnosus attenuates behavioural deficits and immune changes in chronic social stress«, BMC Med. 15(1):7

Bercik P., A.J. Park, D. Sinclair, A. Khoshdel, J. Lu, X. Huang, Y. Deng, P.A. Blennerhassett, M. Fahnestock, D. Moine, B. Berger, J.D. Huizinga, W. Kunze, P.G. McLean, G.E. Bergonzelli, S.M. Collins, and E.F. Verdu (2011), »The anxiolytic effect of Bifidobacterium longum NCC3001 involves vagal pathways for gut-brain communication«, Neurogastroenterol. Motil., vol. 23, no. 12, S. 1132–9

Bienenstock J., Kunze W., Forsythe P. (2015), »Microbiota and the gut-brain axis«, Nutr Rev. 2015 Aug; 73 Suppl 1:28–31

Blaser, M. (2014), »Missing Microbes: How the Overuse of Antibiotics Is Fueling Our Modern Plagues«, Henry Holt and Company. New York

Boehm, AM., Khalturin K., Anton-Erxleben, F. et al. (2012), »FoxO is a critical regulator of stem cell maintenance in immortal Hydra«, Proc Natl Acad Sci USA 109:19697–19702

Boehm, AM., Rosenstiel P., Bosch, TCG. (2013), »Stem cells and aging from a quasi-immortal point of view«, Bioessays 35:994–1003

Borody et al. (2012), »Fecal microbiota transplantation and emerging applications«, Nat. Rev. Gastroenterol. Hepatol. 9, 88–96

Borovikova L.V., S. Ivanova, M. Zhang, H. Yang, G.I. Botchkina, L.R. Watkins, H. Wang, N. Abumrad, J.W. Eaton, and K.J. Tracey (2000), »Vagus nerve stimulation attenuates the systemic inflammatory response to endotoxin«, Nature, vol. 405, no. 6785, S. 458–62.

Bouslimani A., Porto C., Rath C.M., Wang M., Guo Y., Gonzalez A., Berg-Lyon D., Ackermann G., Moeller Christensen G.J., Nakatsuji T., Zhang L., Borkowski A.W., Meehan M.J., Dorrestein K., Gallo R.L., Bandeira N., Knight R., Alexandrov T., Dorrestein P.C. (2015), »Molecular cartography of the human skin surface in 3D«, Proc Natl Acad Sci USA. 112(17):E2120–9

Bosch T.C.G., R. Augustin, F. Anton-Erxleben, S. Fraune, G. Hemmrich, H. Zill, P. Rosenstiel, G. Jacobs, S. Schreiber, M. Leippe, M. Stanisak, J. Grötzinger, S. Jung, R. Podschun, J. Bartels, J. Harder, J.-M. Schröder (2009), »Uncovering the Evolutionary History of Innate Immunity: the Simple Metazoan Hydra UsesEpithelial Cells for Host Defence«, Dev Comp Immunol. 33 (2009), 559–569

Bosch, T.C.G. (2009), »Evolutionäres Vermächtnis: Stammzellen in Hydra«, Biologie in unserer Zeit 39:114–122

Bosch T.C.G. and M. McFall-Ngai (2011), »Metaorganisms as the new frontier«, Zoology 114, 185–190

Bosch T.C.G. (2012), »Understanding complex host-microbe interactions in Hydra«, Gut Microbes, 3:4, 1–7

Bosch T.C.G. and D. Miller (2016), »The Holobiont Imperative: Perspectives from Early Emerging Animals«, Springer New York

Bravo J.A., P. Forsythe, M.V. Chew, E. Escaravage, H.M. Savignac, T.G. Dinan, J. Bienenstock, and J.F. Cryan (2011), »Ingestion of Lactobacillus strain regulates emotional behavior and central GABA receptor expression in a mouse via the vagus nerve«, Proc. Natl. Acad. Sci.U.S.A., vol. 108, no. 38, S. 16050–5

Brenner S. (2012), »Life's code script«, Nature 482: 461.

Brown K.A., N. Khanafer, N. Daneman, and D.N. Fisman (2013), »Meta-analysis of antibiotics and the risk of community-associated Clostridium difficile infection«, Antimicrob. Agents Chemother., vol. 57, no. 5, S. 2326–32

Brucker R.M. and S.R. Bordenstein (2013), »The Hologenomic Basis of Speciation: Gut Bacteria Cause Hybrid Lethality in the Genus Nasonia«. Science 341(6146):667–9

Camilleri M. (2009), »Serotonin in the gastrointestinal tract«, Curr. Opin. Endocrinol. Diabetes. Obes., vol. 16, no. 1, S. 53–9

Clarke G., S. Grenham, P. Scully, P. Fitzgerald, R.D. Moloney, F. Shanahan, T.G. Dinan, and J.F. Cryan (2013), »The microbiome-gut-brain axis during early life regulates the hippocampal serotonergic system in a sex-dependent manner«, *Mol. Psychiatry*, vol. 18, no. 6, S. 666–73

Clemente, Jose C; Pehrsson, Erica C; Blaser, Martin J; Sandhu, Kuldip; Gao, Zhan; Wang, Bin; Magris, Magda; Hidalgo, Glida; Contreras, Monica; Noya-Alarcon, Oscar; Lander, Orlana; McDonald, Jeremy; Cox, Mike; Walter, Jens; Oh, Phaik Lyn; Ruiz, Jean F; Rodriguez, Selena; Shen, Nan; Song, Se Jin; Metcalf, Jessica; Knight, Rob; Dantas, Gautam; Dominguez-Bello, M Gloria (2015) The microbiome of uncontacted Amerindians. Science advances. 1(3).

Collins SM, Surette M, Bercik P. (2012), »The interplay between the intestinal microbiota and the brain«, Nat Rev Microbiol. 10(11):735–42

Crouzet L., E. Gaultier, C. Del'Homme, C. Cartier, E. Delmas, M. Dapoigny, J. Fioramonti, and A. Bernalier-Donadille (2013), »The hypersensitivity to colonic distension of IBS patients can be transferred to rats through their fecal microbiota«, Neurogastroenterol. Motil., vol. 25, no. 4, pp. e272–82

Cryan J.F. and T.G. Dinan (2012), »Mind-altering microorganisms: the impact of the gut microbiota on brain and behaviour«, *Nat. Rev. Neurosci.*, vol. 13, no. 10, S. 701–12

David L.A., Maurice C.F., Carmody R.N., Gootenberg D.B., Button J.E., Wolfe B.E., Ling A.V., Devlin A.S., Varma Y., Fischbach M.A., Biddinger S.B., Dutton R.J., Turnbaugh P.J. (2014), »Diet rapidly and reproducibly alters the human gut microbiome«, Nature 505(7484):559–63

De Palma G., Collins S.M., Bercik P.(2014),« The microbiota-gut-brain axis in functional gastrointestinal disorders«, Gut Microbes 5(3):419–29

De Palma G., Lynch M.D., Lu J., Dang V.T., Deng Y., Jury J., Umeh G., Miranda P.M., Pigrau Pastor M., Sidani S., Pinto-Sanchez M.I., Philip V., McLean P.G., Hagelsieb M.G., Surette M.G., Bergonzelli G.E., Verdu E.F., Britz-McKibbin P., Neufeld J.D., Collins S.M., Bercik P. (2017), »Transplantation of fecal microbiota from patients with irritable bowel syndrome alters gut function and behavior in recipient mice«, Science Transl Med. 9(379). pii: eaaf6397

Deines P. and T.C.G. Bosch (2016), »Transitioning from Microbiome Composition to Microbial Community Interactions:The Potential of the Metaorganism Hydra as an Experimental Model«, Front. Microbiology, 7:1610.Deines P., T. Lachnit and T.C.G. Bosch (2017), »Competing forces maintain the Hydra metaorganism«, Immunol Reviews, 279

Deshpande A.,V. Pasupuleti, P.Thota, C. Pant, D.D.K. Rolston, T.J. Sferra, A. V Hernandez, and C.J. Donskey (2013), »Community-associated Clostridium difficile infection and antibiotics: a meta-analysis«, *J. Antimicrob. Chemother.*, vol. 68, no. 9, S. 1951–61

Dobzhansky, Theodosius (1973), »Nothing in Biology Makes Sense Except in the Light of Evolution«, American Biology Teacher, 35 (3): 125–129

Dominguez-Bello M.G., De Jesus-Laboy K.M., Shen N., Cox L.M., Amir A., Gonzalez A., Bokulich N.A., Song S.J., Hoashi M., Rivera-Vinas J.I., Mendez K., Knight R., Clemente J.C. (2016) »Partial restoration of the microbiota of cesarean-born infants via vaginal microbial transfer«, Nat Med. 22(3):250–3 Knight, R. (2016), spectrum.de, Interview 03.11.2016

Drekonja D., J. Reich, S. Gezahegn, N. Greer, A. Shaukat, R. MacDonald, I. Rutks, and T.J. Wilt (2015), »Fecal Microbiota Transplantation for Clostridium difficile Infection: A Systematic Review«, *Ann. Intern. Med.*, vol. 162, no. 9, S. 630–8

Eiseman B., W. Silen, G.S. Bascom, and A.J. Kauvar (1958), »Fecal enema as an adjunct in the treatment of pseudomembranous enterocolitis«, *Surgery*, vol. 44, no. 5, S. 854–9

Erny D., A.L. Hrabě de Angelis, D. Jaitin, P. Wieghofer, O. Staszewski, E. David, H. Keren-Shaul, T. Mahlakoiv, K. Jakobshagen, T. Buch, V. Schwierzeck, O. Utermöhlen, E. Chun, W.S. Garrett, K.D. McCoy, A. Diefenbach, P. Staeheli, B. Stecher, I. Amit, and M. Prinz (2015), »Host microbiota constantly control maturation and function of microglia in the CNS«, Nat. Neurosci., vol. 18, no. 7, S. 965–977

Finlay B. Brett and Marie-Claire Arrieta (2016), »Let Them Eat Dirt: How Microbes Can Make Your Child«, Algonquin Books Chapel Hill, North Carolina

Flachsbart F., Caliebe A., Kleindorp R. et al. (2009), »Association of FOXO3A variation with human longevity confirmed in German centenarians«, Proc Natl Acad Sci USA 106:2700–2705

Forsythe P., Bienenstock J. (2016), »Gut microbiota: Microbiota and behaviour: visiting the sins of the mother«, Nat Rev Gastroenterol Hepatol. 13(9):502–4Fraune S. and Bosch T.C.G. (2007), »Long-term maintenance of species-specific bacterial microbiota in the basal metazoan Hydra«, Proc. Natl. Acad. Sci. USA 104, 13146–13151

Fraune S., F. Anton-Erxleben, R. Augustin, S. Franzenburg, M. Knop, K. Schröder, D. Willoweit-Ohl, and T.C.G. Bosch, »Bacteria-bacteria interactions within the microbiota of the ancestral metazoan Hydra contribute to fungal resistance«, *ISME J.*, vol. 9, no. 7, S. 1543–56, Jul. 2015Fraune S., R. Augustin, F. Anton-Erxleben, J. Wittlieb, C. Gelhaus, V.B. Klimovich, M.P. Samoilovich, and T.C.G. Bosch (2010), »In an early branching metazoan, bacterial colonization of the embryo is controlled by maternal antimicrobial peptides«, Proc. Natl. Acad. Sci. USA , 107,18067–18072

Fraune S. and T.C.G. Bosch (2010), »Why bacteria matter in animal development and evolution«, Bioessays 32: 571–580

Gilbert S.F., T.C.G. Bosch, C. Ledón-Rettig (2015), »Eco-Evo-Devo: developmental symbiosis and developmental plasticity as evolutionary agents«, Nature Reviews Genetics 16(10):611–22

Gilbert S.F., D. Epel (2008), »Ecological Developmental Biology: Integrating Epigenetics, Medicine, and Evolution«, Sinauer Associates Inc.: Sunderland, MA.

Gläser R., Meyer-Hoffert U., Harder J., Cordes J., Wittersheim M., Kobliakova J., Fölster-Holst R., Proksch E., Schröder J.M., Schwarz T. (2009), »The antimicrobial protein psoriasin (S100A7) is upregulated in atopic dermatitis and after experimental skin barrier disruption«, J Invest Dermatol. 129(3):641–9.

Heijtz R.D., S. Wang, F. Anuar, Y. Qian, B. Bjorkholm, A. Samuelsson, M.L. Hibberd, H. Forssberg, and S. Pettersson, »Normal gut microbiota modulates brain development and behavior«, Proc. Natl. Acad. Sci., vol. 108, no. 7, S. 3047–3052, Jan. 2011.

Jung S., Dingley A.J., Augustin R., Anton-Erxleben F., Stanisak M., Gelhaus C., Gutsmann T., Hammer M.U., Podschun R., Leippe M., T.C.G. Bosch and Grötzinger J. (2009), »Hydramacin-1: Structure and antibacterial activity of a protein from the basal metazoan hydra«, J Biol Chem, 284(3), 1896–905.

Kao A.C., Harty S., Burnet P.W. (2016), »The Influence of Prebiotics on

Neurobiology and Behavior«, Int Rev Neurobiol. 131:21–48

Kenyon C., Chang J., Gensch E. et al. (1993), »A C. elegans mutant that lives twice as long as wild type«, Nature 366:461–464

Khalturin K., Hemmrich G., Fraune S., Augustin R., and T.C.G. Bosch (2009),

»More than just orphans: are taxonomically restricted genes important in evolution? Trends in Genetics«, 25(9), 404–413.

Knoll A.H. (1999), »A new molecular window on early life«, Science 285, 1025–1026

Kobayashi K.S., Chamaillard M., Ogura Y., Henegariu O., Inohara N., Nuñez G., Flavell R.A. (2005), »Nod2-dependent regulation of innate and adaptive immunity in the intestinal tract«, Science 307(5710):731–4.

Latou, B. (2008), »Wir sind nie modern gewesen. Versuch einer symmetrischen Anthropologie«, suhrkamp taschenbuch Frankfurt am Main.

Leclercq S., Mian F.M., Stanisz A.M., Bindels L.B., Cambier E., Ben-Amram H., Koren O., Forsythe P., Bienenstock J. (2017), »Low-dose penicillin in early life induces long-term changes in murine gut microbiota, brain cytokines and behaviour«, Nat Commun. 8:15062.

Login F.H., Balmand S., Vallier A., Vincent-Monégat C., Vigneron A., Weiss-Gayet M., Rochat D., Heddi A. (2011), »Antimicrobial peptides keep insect endosymbionts under control«, Science 334(6054):362–5

Losurdo G., A. Iannone, A. Contaldo, E. Ierardi, A. Di Leo, and M. Principi (2015), »Escherichia coli Nissle 1917 in Ulcerative Colitis Treatment: Systematic Review and Meta-analysis«, J. Gastrointestin. Liver Dis., vol. 24, no. 4, S. 499–505

Lyle J., M.C. Martini, L.K. Ursell, J.C. Clemente, W. Van Treuren, W.A. Walters, R. Knight, C.B. Newgard, A.C. Heath, and J.I. Gordon (2013), »Gut microbiota from twins discordant for obesity modulate metabolism in mice«, *Science*, vol. 341, no. 6150, S. 1241214

Mazmanian S.K., Round J.L., Kasper D.L.(2008), »A microbial symbiosis factor prevents intestinal inflammatory disease«, Nature 453(7195):620–5McVey Neufeld K.A., Y.K. Mao, J. Bienenstock, J.A. Foster, and W.A. Kunze (2013), »The microbiome is essential for normal gut intrinsic primary afferent neuron excitability in the mouse«, Neurogastroenterol. Motil., vol. 25, no. 2, S. 183-e88

Metschnikoff I. (1907), »Lactic acid as inhibiting intestinal putrefaction«, In: The prolongation of life:

Optomistic studies. William Heinemann, London, 161–183

Micklefield G. (2014), »Saccharomyces boulardii bei Antibiotika-assoziierter Diarrhöe«, *MMW – Fortschritte der Medizin*, vol. 156, no. S1, S. 18–22

Moeller, A.H., A. Caro-Quintero, D. Mjungu, A.V. Georgiev, E.V. Lonsdorf, M.N. Muller, A.E. Pusey, M. Peeters, B.H. Hahn, and H. Ochman (2016), »Cospeciation of gut microbiota with hominids«, Science 353: 380–382

Moran N.A., Yun Y. (2015), »Experimental replacement of an obligate insect symbiont«, Proc Natl Acad Sci U S A. 2015 Feb 17;112(7):2093–6

Neufeld K.M., N. Kang, J. Bienenstock, and J.A. Foster (2011), »Reduced anxiety-like behavior and central neurochemical change in germ-free mice«, Neurogastroenterol. Motil., vol. 23, no. 3, S. 255–64, e119

Perez-Burgos A., B. Wang, Y.-K. Mao, B. Mistry, K.-A. McVey Neufeld, J. Bienenstock, and W. Kunze (2013), »Psychoactive bacteria Lactobacillus rhamnosus (JB-1) elicits rapid frequency facilitation in vagal afferents«, *Am.J. Physiol. Gastrointest. Liver Physiol.*, vol. 304, no. 2, pp. G211–20

Pinto-Sanchez M.I., Hall G.B., Ghajar K., Nardelli A., Bolino C., Lau J.T., Martin F.P., Cominetti O., Welsh C., Rieder A., Traynor J., Gregory C., De Palma G., Pigrau M., Ford A.C., Macri J., Berner B., Bergonzelli G., Surette M.G., Collins S.M., Moayyedi P., Bercik P. (2017), »Probiotic Bifidobacterium longum NCC3001 Reduces Depression Scores and Alters Brain Activity: a Pilot Study in Patients With Irritable Bowel Syndrome«, Gastroenterology. Mpii: S0016–5085(17)35557–9.

Qin J., R. Li, J. Raes, M. Arumugam, K.S. Burgdorf, C. Manichanh, T. Nielsen, N. Pons, F. Levenez, T. Yamada, D.R. Mende, J. Li, J. Xu, S. Li, D. Li, J. Cao, B. Wang, H. Liang, H. Zheng, Y. Xie, J. Tap, P. Lepage, M. Bertalan, J.-M. Batto, T. Hansen, D. Le Paslier, A. Linneberg, H.B. Nielsen, E. Pelletier, P. Renault, T. Sicheritz-Ponten, K. Turner, H. Zhu, C. Yu, S. Li, M. Jian, Y. Zhou, Y. Li, X. Zhang, S. Li, N. Qin, H. Yang, J. Wang, S. Brunak, J. Doré, F. Guarner, K. Kristiansen, O. Pedersen, J. Parkhill, J. Weissenbach, P. Bork, S.D. Ehrlich, and J. Wang (2010), »A human gut microbial gene catalogue established by metagenomic sequencing«, *Nature*, vol. 464, no. 7285, S. 59–65

Rawls J.F., Samuel B.S., Gordon J.I. (2004), »Gnotobiotic zebrafish reveal evolutionarily conserved responses to the gut microbiota«, Proc Natl Acad Sci USA. 101(13):4596–601van Rensburg J.J., Lin H., Gao X.,Toh E., Fortney K.R., Ellinger S., Zwickl B., Janowicz D.M., Katz B.P., Nelson D.E., Dong Q., Spinola S.M. (2015), »The human skin microbiome associates with the outcome of and is influenced by bacterial infection«, mBio 6(5):e01315–15. doi:10.1128/mBio.01315–15

Ridaura V.K., J.J. Faith, F.E. Rey, J. Cheng, A.E. Duncan, A.L. Kau, N.W. Griffin, V. Lombard, B. Henrissat, J.R. Bain, M.J. Muehlbauer, O. Ilkayeva, C.F. Semenkovich, K. Funai, D.K. Hayashi, B.

Rubin D.T. (2013), »Curbing our enthusiasm for fecal transplantation in ulcerative colitis«, *Am.J. Gastroenterol.*, vol. 108, no. 10, S. 1631–3

Sagan L. (1967), »On the origin of mitosing cells«, In: J. Theoretical Biology. Bd. 14, Nr. 3, S. 255–274

Sarkar A., Lehto S.M., Harty S., Dinan T.G., Cryan J.F., Burnet P.W. (2016), »Psychobiotics and the Manipulation of Bacteria-Gut-Brain Signals«, Trends Neurosci. 39(11):763–781Schröder K. and T.C.G. Bosch (2016), »The Origin of Mucosal Immunity: Lessons from the Holobiont Hydra«, mBio 7(6) e01184–16

Slimings C. and T. V Riley (2014), »Antibiotics and hospital-acquired Clostridium difficile infection: update of systematic review and meta-analysis.,« *J. Antimicrob. Chemother.*, vol. 69, no. 4, S. 881–91

Sudo N., Y. Chida, Y. Aiba, J. Sonoda, N. Oyama, X.-N. Yu, C. Kubo, and Y. Koga (2004), »Postnatal microbial colonization programs the hypothalamic-pituitary-adrenal system for stress response in mice«, *J. Physiol.*, vol. 558, no. Pt 1, S. 263–75

Szajewska H. and M. Kołodziej (2015), »Systematic review with meta-analysis: Lactobacillus rhamnosus GG in the prevention of antibiotic-associated diarrhoea in children and adults«, *Aliment. Pharmacol. Ther.*, vol. 42, no. 10, S. 1149–57

Theis K.R., N.M. Dheilly, J. Klassen, R.M. Brucker, T.C.G. Bosch, J.F. Cryan, S.F. Gilbert, C.J. Goodnight, J. Sapp, P. Vandenkoornhuyse, I. Zilber-Rosenberg, E. Rosenberg, S.R. Bordenstein (2016), »Getting the Hologenome Concept Right: An Eco-Evolutionary Framework for Hosts and Their Microbiomes«, mSystems, 1(2):e00028–16.

Turnbaugh P.J., R.E. Ley, M.A. Mahowald, V. Magrini, E.R. Mardis, and J.I. Gordon (2006), »An obesity-associated gut microbiome with increased capacity for energy harvest«, *Nature*, vol. 444, no. 7122, S. 1027–31

Turnbaugh P.J., Ley R.E., Hamady M., Fraser-Liggett C.M., Knight R., Gordon J.I. (2007), »The human microbiome project«, Nature. 449(7164):804–10

van Opstal, E. and S.R. Bordenstein (2015), »Rethinking heritability of the microbiome«, Science Vol. 349 no. 6253 S. 1172–1173

van Nood E., A. Vrieze, M. Nieuwdorp, S. Fuentes, E.G. Zoetendal, W.M. de Vos, C.E. Visser, E.J. Kuijper, J.F.W.M. Bartelsman, J.G.P. Tijssen, P. Speelman, M.G.W. Dijkgraaf, and J.J. Keller (2013), »Duodenal infusion of donor feces for recurrent Clostridium difficile«, N. Engl.J. Med., vol. 368, no. 5, S. 407–15

van de Velde W., Zehirov G., Szatmari A., Debreczeny M., Ishihara H., Kevei Z., Farkas A., Mikulass K., Nagy A., Tiricz H., Satiat-Jeunemaître B., Alunni B., Bourge M., Kucho K., Abe M., Kereszt A., Maroti G., Uchiumi T., Kondorosi E., Mergaert P. (2010), »Plant peptides govern terminal differentiation of bacteria in symbiosis«, Science 327(5969):1122–6

Wang X., B.-R. Wang, X.-J. Zhang, Z. Xu, Y.-Q. Ding, and G. Ju (2002), »Evidences for vagus nerve in maintenance of immune balance and transmission of immune information from gut to brain in STM-infected rats«, *World J. Gastroenterol.*, vol. 8, no. 3, S. 540–5

West-Eberhard Development Plasticity and Evolution (2003), Oxford University Press, Oxford

Wittlieb J., Khalturin K., Bosch T.C.G. (2010), »Transgene Hydra als vielseitiges Modellsystem in »EvoDevo«, BIOspektrum 2:186–188

Wu G.D. and J.D. Lewis (2013), »Analysis of the human gut microbiome and association with disease«, *Clin. Gastroenterol. Hepatol.*, vol. 11, no. 7, S. 774–7

Yong Ed (2016), »I Contain Multitudes: The Microbes Within Us and a Grander View of Life«, Harper-Collins Publishers, New York

Yano J.M., K. Yu, G.P. Donaldson, G.G. Shastri, P. Ann, L. Ma, C.R. Nagler, R.F. Ismagilov, S.K. Mazmanian, and E.Y. Hsiao (2015), »Indigenous Bacteria from the Gut Microbiota Regulate Host Serotonin Biosynthesis«, *Cell*, vol. 161, no. 2, S. 264–276

Youngster I., G.H. Russell, C. Pindar, T. Ziv-Baran, J. Sauk, and E.L. Hohmann, »Oral, Capsulized (2014), Frozen Fecal Microbiota Transplantation for Relapsing Clostridium difficile Infection«, *JAMA*, vol. 312, no. 17, S. 1772

Abbildungsnachweis

Abb. 1a, 3, 6, 7, 8: Thomas C.G. Bosch, Kiel

Abb. 1b: Aus Wilson, Edmund B. (1900): The cell in Development and Inheritance (2nd ed.), New York: The Macmillan Company, https://de.wikipedia.org/wiki/Zellteilung#/media/File:Wilson1900Fig1.jpg

Abb. 2: nach J.P. Bach aus Bosch und Miller, 2016

Abb. 4: aus McFall et al., 2013

Abb. 5: nach Bruckner und Bordenstein aus Bosch und Miller, 2016

Abb. 9: Benedikt Mortzfeld, Kiel

Abb. 10: Foto: Alexander Klimovich, Kiel

Abb. 11: Peter Deines, Kiel

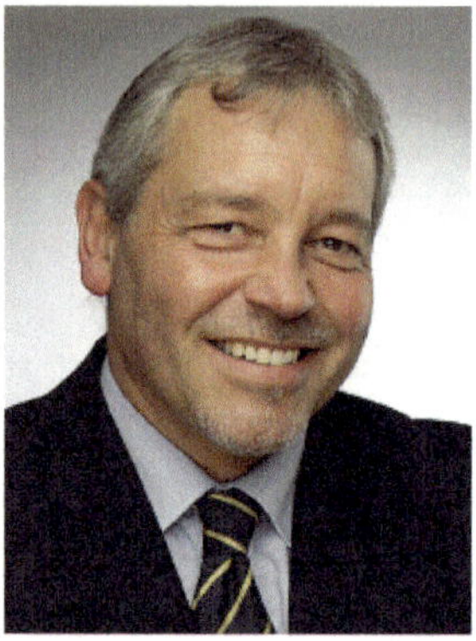

Der Autor

Thomas C.G. Bosch ist Professor für Allgemeine Zoologie und Direktor am Zoologischen Institut der Christian-Albrechts-Universität zu Kiel. Nach dem Biologiestudium in München und Swansea (UK) forschte er von 1986 bis 1988 an der University of California, Irvine (USA), über Entwicklungsmechanismen von einfachen Organismen. 1993 habilitierte er sich in München in Zoologie und hatte von 1997 bis 1999 eine Professur für Spezielle Zoologie an der Friedrich-Schiller-Universität in Jena. Seit Januar 2000 lebt er in Kiel und gilt als Pionier und weltweit anerkannter Experte für die multiorganismischen Interaktionen in Tieren. Seit 2013 leitet Thomas Bosch den interdisziplinären Forschungsschwerpunkt »Kiel Life Science« (KLS). Er ist auch Leiter des DFG Sonderforschungsbereiches (CRC/SFB 1182) »Origin and Function of Metaorganisms«, der sich mit der Rolle multiorganismischer Interaktionen in Gesundheit und Krankheit befasst. Bosch ist Herausgeber der Zeitschrift »Zoology« und wirkt in zahlreichen nationalen und internationalen Fachkommissionen mit. Derzeit ist er Präsident der Gesellschaft für Entwicklungsbiologie (GfE). Seit 2016 ist Bosch Fellow am Canadian Institute for Advanced Research (CIFAR) und engagiert sich dort im Programm »Human and the Microbiome«. Über das Thema wird er künftig auch als Fellow am Wissenschaftskolleg zu Berlin arbeiten. 2004 hat ihm die Staatliche Universität St. Petersburg die Ehrendoktorwürde verliehen.